Gabriella Pravettoni
Mauro Boldrini

# La vita è adesso

Ammalarsi, rigenerarsi, vivere

CAIRO

ISBN 978-88-309-0399-9
Prima edizione: novembre 2024

# Sommario

# LA VITA È ADESSO

*Ad Alice, Giacomo e Giorgia,*
*i nostri figli, la nostra ragione di vita.*

# Una riflessione

Scrivere questo libro per me è stato un atto di condivisione profonda, un viaggio tra le emozioni e le esperienze della mia carriera e della mia vita personale.

Mi chiamo Gabriella Pravettoni, sono psicologa e psicoterapeuta, e ho dedicato la mia professione alla cura dei malati oncologici. Ho avuto il privilegio di lavorare con il professor Umberto Veronesi, un maestro che mi ha insegnato l'umanità delle cure e l'importanza di mettere sempre il paziente al centro. Questi sono i principi che mi guidano, la base fondante di questo lavoro.

Nel mio cammino ho partecipato a numerosi progetti europei, tra i tanti temi ho esplorato le disparità nell'accesso alle cure e ho indagato il tema dell'aderenza e conformità ai trattamenti. Ho avuto l'opportunità di «guardare avanti» individuando nuovi strumenti che aiutino i pazienti (*Decision Aids*) nel loro percorso, ho studiato gli *Unmet Needs*[1]

[1] I bisogni non soddisfatti dei pazienti nel settore della salute, che possono riguardare la sfera medical o social.

delle persone coinvolte nell'esperienza oncologica, ho analizzato come le nuove tecnologie stiano rivoluzionando la cura e la comunicazione in ambito medico. Ogni esperienza, ogni progetto, ogni incontro ha contribuito a formare la professionista e la persona che sono.

Sette anni fa, però, la mia vita ha conosciuto la malattia grave: ho avuto un ictus. Questo evento ha interrotto bruscamente il mio equilibrio, costringendomi a sperimentare, in prima persona, tutto il percorso, dalla drammatica diagnosi all'iter della guarigione, che tanti dei miei pazienti conoscono bene.

Ho dovuto trovare nuove forze, nuove energie, e ho imparato a vedere la malattia da una prospettiva diversa. L'esperienza mi ha permesso di comprendere ancora più a fondo le sfide che le persone che incontro affrontano ogni giorno.

Questo testo nasce dalla volontà di condividere sia le mie conoscenze professionali, sia il mio percorso di vita.

È un invito a guardare la malattia non solo come la «rottura» di un'esistenza fatta di mille equilibri, ma come un'opportunità di crescita. Come una brocca che si rompe e si riaggiusta, possiamo emergere trasformati da ciò che ci presenta la vita, forse non più gli stessi, talvolta, persino, migliori.

Dedico questo libro alle malate e ai malati oncologici che vedo quotidianamente e che fanno parte, ognuno a suo modo, della mia vita, e ai loro familiari: spero che vi possa essere di sostegno, che sia una guida, un messaggio di speranza.

Lo so, la sfida è grande, ma è possibile affrontarla e superarla più facilmente trovando una nuova forza dentro di sé (che, vi assicuro, è una ricchezza di tutti) e una nuova consapevolezza su quanto di bello ci viene regalato ogni giorno.

*Gabriella Pravettoni*

# Sì, ha proprio ragione Gabriella

Questo libro è un atto di condivisione profonda, vissuto dopo anni di carriera e di vita personale.

Mi chiamo Mauro Boldrini, e sono un giornalista scientifico.

Dal 1998 ho la grande fortuna di guidare la comunicazione di AIOM, la società scientifica che raggruppa gli oncologi medici che ogni giorno con grande dedizione, professionalità, umanità e competenza operano in tutti gli ospedali italiani seguendo i pazienti con cancro.

Negli ultimi venticinque anni la lotta ai tumori ha conosciuto avanzamenti epocali. Da male incurabile a male curabile. Parole come cronicizzazione e addirittura guarigione sono entrate nel lessico quotidiano, in una comunicazione diventata ogni giorno più forte, più presente, più necessaria.

Fino alla fine degli anni Novanta il cancro trovava poco spazio nei giornali, troppo legato a lutti, morte, angoscia. Oppure si andava sui giornali per altre vicende, come quando fui chiamato da AIOM per guidare l'ufficio stampa della società scientifica in concomitanza con il caso Di Bella.

Pian piano, però, si sono aperti nuovi orizzonti, grazie alla ricerca, alle nuove terapie e alla diagnosi precoce.

In questi anni ho seguito e comunicato i principali progressi che hanno portato molte neoplasie (non tutte, purtroppo) a essere curabili. Ho seguito i più importanti congressi in ogni angolo del pianeta, ho potuto constatare l'altissimo livello degli oncologi italiani e del nostro sistema sanitario nazionale universalistico.

Ho apprezzato l'impegno e il ruolo delle associazioni pazienti, sempre più insostituibile. Ho conosciuto migliaia di persone affette da tumore, ho condiviso con loro la paura, l'angoscia ma, spesso, anche la gioia per un ritorno alla vita, oggi sempre più possibile.

E ho maturato la convinzione, dal mio osservatorio privilegiato, di come sia diventato indispensabile parlare di cancro, dei successi e degli insuccessi, dei progressi, ma anche dei diritti dei malati. Della lotta allo stigma, del loro reinserimento nel mondo del lavoro, familiare, di relazione. Comunicare il cancro oggi significa parlare di prevenzione primaria, adesione agli screening, diagnosi precoce, di chi non riesce a superare la malattia, e poi di ricerca, innovazione, di disparità nell'accesso, di tossicità finanziaria.

Questo libro nasce dall'amicizia e dalla profonda stima che mi lega a Gabriella Pravettoni, ed è un tentativo di descrivere come sia ormai obbligatorio abbandonare l'equazione semantica «tumore uguale male incurabile» e aprire l'orizzonte verso una nuova consapevolezza che ogni giorno ci offre opportunità impensabili fino a poco tempo fa.

Parlare di cancro oggi non è un esercizio di stile, ma un imperativo categorico, con una nuova narrazione che vede protagonisti i pazienti, i loro familiari, i caregiver e, ovviamente, l'intera comunità.

Perché in questi venticinque anni una cosa l'ho imparata: nessuno può chiamarsi fuori, la lotta al cancro non è solo il lavoro degli oncologi medici e dei ricercatori, ma è un impegno che ci deve coinvolgere tutti.

Nessuno può dirsi escluso, ognuno di noi, può, deve fare la sua parte.

*Mauro Boldrini*

# Prefazione

Il cancro non è una malattia unica, bensì un insieme di patologie diverse, ciascuna caratterizzata da distinti profili genetici e clinici. Di conseguenza, i trattamenti variano e le terapie possono essere personalizzate sulla base di tali specificità.

È stato il «male incurabile», il «brutto male» per tanti anni, contro cui poco o nulla si riusciva a fare.

Poi la ricerca, l'innovazione (anche con un'impronta italiana) hanno portato i tumori a diventare malattie croniche, talvolta, addirittura guaribili. Risultati impensabili, che non parlano ancora di «sconfitta definitiva del cancro», ma sicuramente della sua crescente curabilità.

Una rivoluzione per certi versi epocale, non ancora e sempre compresa dalla collettività, spesso a causa di retaggi culturali, radicati e duri a morire. Lo confermano, però, i dati: oggi in Italia ben oltre la metà degli uomini e ancora di più delle donne colpiti da un tumore sono vivi cinque anni dopo la diagnosi, e per alcune neoplasie le percentuali di sopravvivenza sono ancora più alte.

La diagnosi precoce, la medicina di precisione, le terapie target, quelle cellulari e l'immunoterapia hanno portato risultati senza precedenti, e ogni giorno si avviano nuovi studi sempre più focalizzati sulle singole alterazioni genetiche, con l'obiettivo di rendere ancora più efficaci e mirati i trattamenti, e ridurre gli effetti collaterali.

Accanto alla ricerca si è aperto uno spazio sempre più ampio e accreditato a sostegno del benessere psicologico di chi si ammala, i cui bisogni sono inscindibili da quelli della cura del corpo, in una visione olistica che mette al centro la persona e non solo la malattia.

Questo libro si pone l'obiettivo di analizzare il ruolo indispensabile della psiconcologia all'interno del percorso dei malati (e dei familiari) e di rileggere i passi avanti compiuti dalla comunicazione sui media riguardo ai temi dell'oncologia, dal momento che di cancro si parla molto e ovunque. La psiconcologia è la disciplina che si trova all'incrocio tra la psicologia e l'oncologia, focalizzata sul supporto psicologico ai pazienti affetti da tumore, ai loro familiari e ai professionisti sanitari coinvolti nelle cure. I professionisti che la praticano devono comprendere e trattare gli aspetti emotivi, psicologici, comportamentali e sociali che emergono nel contesto della malattia, dall'insorgenza della diagnosi fino alle fasi finali della cura, includendo la gestione del dolore, la qualità della vita e il sostegno durante il processo di guarigione o di adattamento alla malattia.

La psiconcologia affronta anche temi come l'ansia, la depressione, la paura della morte e il cambiamento dell'immagine corporea, aiutando i pazienti a trovare strategie per migliorare il loro benessere psicologico durante il percorso di cura.

Questo libro lo hanno scritto due amici e grandi professionisti.

Gabriella Pravettoni, amica personale, scienziato ed esperto navigatore dei percorsi della psiche, delle emozioni e dei processi decisionali nella relazione oncologo-paziente. Gabriella ha arricchito la psiconcologia di contenuti scientifici, conferendole il ruolo di disciplina fondamentale all'interno dell'approccio multidisciplinare per la cura del cancro.

Mauro Boldrini, esperto di giornalismo scientifico e ideatore di importanti campagne di comunicazione che hanno cambiato l'opinione pubblica su temi quali l'oblio oncologico. Mauro, da sempre al fianco dell'oncologia nazionale, ha fortemente contribuito a divulgare la ricerca oncologica nazionale e ha dato voce a milioni di pazienti negli anni.

Suggerisco di leggere questo saggio.

Gabriella e Mauro analizzano il percorso, ancora complesso e critico, di una persona colpita da una neoplasia, che passa dall'accettazione alla diagnosi, all'avvio e alla quotidianità delle terapie, fino alla luce in fondo al tunnel, con il ritorno a una vita di relazione professionale, umana e la piena accettazione di sé. Un percorso che necessita di aiuto, di relazioni, di condivisione.

Negli ultimi anni il professionista di psiconcologia ha assunto una straordinaria importanza: è giustamente entrato nel team multidisciplinare che segue il paziente, fornendo un contributo essenziale.

Allo stesso tempo, la comunicazione rivolta ai pazienti e ai caregiver è diventata strumento fondamentale di conoscenza e corretta informazione, diffondendo notizie certificate capaci di contrastare le troppe fake news continuamente presenti, soprattutto sui social.

Questo è un libro da leggere tutto d'un fiato per comprendere come sia ormai imprescindibile affrontare la patologia tumorale a 360 gradi con l'obiettivo di garantire a tutti i pazienti una vita migliore, con una qualità degna di questo nome. Buona lettura!

*Giuseppe Curigliano*
Presidente Eletto ESMO
(European Society for Medical Oncology)

# Introduzione

Si può essere felici nella malattia?

La risposta non è scontata.

Com'è possibile sentirsi felici quando tutto ciò che costituiva il proprio mondo crolla in pochi minuti, quando il tempo che scorreva senza intoppi si ferma all'improvviso portando nuove, dolorose priorità?

La malattia implica l'interruzione non desiderata di una vita che, nel bene o nel male, va avanti, spesso senza necessità o desiderio di porsi troppe domande.

«Sarà giusto quello che sto facendo? Sarà la cosa migliore per me? Potrei avere altro, fare altro?»

Facendo scorrere inesorabilmente secondi, minuti, ore, giorni, anni, non vi è nemmeno il tempo di dare voce ad alcune riflessioni. Talvolta è la malattia a farlo, soprattutto se ha un nome che fa male ancora prima che venga diagnosticata.

Il cancro «rompe» uno stato di reale o anche apparente felicità (o semplicemente di assenza di malattia, e quindi di dolore), ma per moltissime persone oggi non rappresenta la fine della vita, anche se la malattia non sembra avere alcuna intenzione di allontanarsi dal corpo.

I tumori, quando non riescono a essere debellati completamente, sono sempre più spesso «tenuti a bada» per lungo tempo, consentendo una buona vita.

Si chiama «cronicizzazione» ed è uno dei risultati più rilevanti della scienza medica, non solo per quanto riguarda l'oncologia: molte altre malattie come le cardiopatie, le ischemie cerebrali, diverse forme di patologie autoimmuni sono curate per restare come sono, dove sono, senza apportare «altri danni».

La cronicizzazione è l'ultima frontiera della cura, e sta allungando la vita di milioni di malati in Italia e nel mondo.

È lecito, in questi casi, rinunciare alla felicità?

È molto più utile, invece, assecondare la tendenza naturale che caratterizza tutti gli esseri viventi (vegetali e animali compresi) a ristabilire una condizione di benessere, allungando poi sempre di più questo stato di rinnovato benessere cercando di coltivare propositi, azioni e stati d'animo che donano felicità, anche se questa nuova felicità non somiglia per nulla a quella vissuta e perseguita prima dell'irrompere della malattia.

È naturale trovare altri motivi per sorridere, per gioire, prendendo coscienza che questo stato della mente – e quindi del corpo – comporta un impegno personale, e non solo l'aiuto fondamentale di medici, psicologi, ma anche di familiari, amici, colleghi, compagni di avventura: certe pagine della vita richiedono di ripensare la propria felicità, consapevoli che questa sia sempre, in qualche modo, raggiungibile mettendo in atto strategie che potrebbero rivelarsi persino più efficaci ed efficienti di quelle sperimentate in precedenza.

Questo libro è, in sintesi, un invito a vedere, comprendere e scegliere il buono che accompagna la vita di ciascuno, nonostante gli ostacoli incontrati sul cammino.

Una volta individuata la propria strada per il benessere, abbandonarla sarà praticamente impossibile.

Qualsiasi cosa accada.

# PRIMA PARTE

# 1
# Cosa significa stare bene?

Non capita spesso di domandarselo nella vita di tutti i giorni, affaccendati in mille impegni, scadenze, progetti, sogni, e in una socialità sempre pronta a distogliere da certe riflessioni.

Se l'è domandato, invece, il tedesco Johann Wolfgang von Goethe, premurandosi di indicare i suoi «nove requisiti per una vita felice».

Da bravo studioso ha fatto tesoro della lezione di filosofi e pensatori che, fin dall'antichità, avevano approfondito la concezione della felicità e le motivazioni della sua costante ricerca, così centrale nella vita di ogni essere umano, e ne ha dato la sua personale interpretazione.

Secondo Goethe basta avere: «Salute sufficiente a rendere il lavoro un piacere. Benessere sufficiente a sostenere i tuoi bisogni. Forza per combattere contro le difficoltà e superarle. Grazia sufficiente a confessare i tuoi peccati e abbandonarli. Pazienza sufficiente a lavorare fino a che qualcosa di buono venga ottenuto.

Carità sufficiente a vedere qualcosa di buono nel tuo vicino. Amore sufficiente a spingerti a essere utile e di aiuto agli altri. Fede sufficiente a rendere reali le cose di Dio. Speranza sufficiente a rimuovere tutte le paure ansiose riguardanti il futuro».

Indicazioni che a prima vista possono apparire banali (ma non lo sono affatto), che alternano requisiti che sembrano giungere quasi in benevola sorte all'individuo, come la salute e il benessere, a veri e propri impegni: in sintesi, si è sempre artefici imprescindibili della propria felicità.

L'idea di felicità più comune, e notoriamente condivisa nel mondo occidentale, affonda le radici in un passato, anche molto antico, di riflessioni e studi che per tanti versi hanno valore ancora oggi.

## *Cosa si pensava (e diceva) in Grecia sulla felicità*

Nell'antica Grecia la felicità veniva definita *eudaimonia*, ovvero «fioritura umana», e rappresentava lo stato di realizzazione completa del potenziale umano.

Per Socrate è strettamente legata alla virtù e alla conoscenza: una vita vissuta con saggezza e introspezione è essenziale per raggiungere la vera felicità. Per il suo allievo Platone, la felicità significa armonia dell'anima, si ottiene attraverso la pratica della giustizia e delle altre virtù cardinali seguendo le Idee, specialmente l'Idea del Bene. Il suo discepolo, Aristotele, nel testo *Etica Nicomachea* definisce la felicità come l'attività dell'anima conforme alla virtù in una vita completa: la felicità, per il grande filosofo, è l'obiettivo ultimo della vita umana.

Due scuole di pensiero, in seguito, si concentrano su dottrine e pratiche che promuovono la serenità interiore e la felicità. La prima è l'Epicureismo, che la definisce come il raggiungimento del piacere (*ataraxia*) e l'assenza di dolore (*aponia*). Epicuro ritiene che i piaceri semplici e la moderazione siano la chiave per una vita felice. Dall'altra parte gli stoici, tra cui Seneca, Epitteto e Marco Aurelio, vedono la felicità come conformità alla natura e pratica della virtù, che viene raggiunta attraverso l'autocontrollo, l'accettazione del destino e l'uso della ragione.

Passano i secoli e stare bene, essere felici, continua a essere un tema di attenta e profonda riflessione. In epoca medioevale i filosofi sant'Agostino e san Tommaso d'Aquino integrano le idee greche con la dottrina cristiana. Per sant'Agostino la vera felicità si trova in Dio e nella vita eterna: la felicità terrena è transitoria e imperfetta, mentre quella eterna è raggiungibile attraverso la fede e la grazia divina. San Tommaso d'Aquino, influenzato da Aristotele, sostiene che la sua forma ultima (*beatitudo*) si trova nella visione beatifica di Dio, ma riconosce una forma di felicità imperfetta perseguibile con la pratica delle virtù e l'uso della ragione.

In epoca moderna, tre filosofi, in particolare, tramandano ai posteri la loro idea di felicità: Hobbes la concepisce come il continuo soddisfacimento dei desideri umani. Nel suo libro *Leviatano* la descrive come una ricerca perpetua di potere e soddisfazione individuale. Locke la vede come la conformità alla legge morale naturale e il raggiungimento del piacere: per lo studioso inglese, il diritto alla ricerca della felicità è un principio fondamentale, e infatti influenzerà le future dichiarazioni dei diritti umani. Nel Settecento, il pensatore illuminista Immanuel Kant distingue tra la felicità e il dovere morale: ne riconosce l'importanza, sostiene però che la moralità non si basi sul suo raggiungimento ma sull'adempimento del dovere.

La felicità continua a essere un tema centrale della riflessione moderna e contemporanea, esplorato attraverso diverse prospettive filosofiche e scientifiche. Con l'Utilitarismo dei filosofi Jeremy Bentham e John Stuart Mill si afferma che è il bene supremo, e che le azioni dovrebbero essere giudicate in base alla loro capacità di promuovere la massima felicità per il maggior numero di persone. Con l'Esistenzialismo, i pensatori Jean-Paul Sartre e Albert Camus ne esplorano il senso in un mondo che, a loro avviso, è privo di significato intrinseco, sostenendo invece che l'individuo deve creare la propria felicità attraverso l'autenticità e la libertà personale.

La ricerca del significato di questa condizione dell'essere umano, in sintesi, probabilmente non si concluderà mai, lasciando libero ciascun individuo di trovare una propria idea di benessere e di provare a viverlo nel modo più soddisfacente possibile.

## *Stare bene secondo i protagonisti di storie senza tempo*

Per il capitano Achab, protagonista del romanzo dello scrittore americano Herman Melville *Moby Dick*, stare bene equivale a timonare la sua nave, la baleniera *Pequod*, in tutti i mari del mondo, domando venti e marosi e persino l'equipaggio imbarcato, per portare a termine una sfida febbrile, che quasi gli ha tolto il senno, di sicuro ha intaccato l'integrità del suo corpo: la sua personale guerra alla mitica Balena Bianca, un capodoglio il cui dorso somiglia a una montagna di neve, è la sua ragione di esistere. Inseguirla è sicuramente il suo motivo di felicità, anche se costa molta fatica, comporta notti insonni, alimenta sentimenti decisamente poco benevoli nei confronti di chi possa porsi come ostacolo.

Non è necessario arrivare ad autodistruggersi, come capiterà ad Achab per sentirsi felice, compiendo imprese al limite del possibile: accade tutti i giorni agli sportivi che si cimentano in sfide altrettanto leggendarie, a chi insegue un sogno e cerca con il massimo impegno di realizzarlo, a chi arriva a obiettivi professionali che sembravano irraggiungibili o, più semplicemente, a chi deve fare i conti con vite complesse e ambiziose. Ogni traguardo ottenuto, e soprattutto il percorso che ha portato a ottenerlo, passo dopo passo, sono fonte continua e costantemente rinnovata di benessere. La strategia di Achab non è di tutti, né per tutti, ma è la strada di molti: si sta bene finché la si può percorrere.

Per Marianne Dashwood, protagonista insieme alla sorella Elinor del romanzo *Ragione e sentimento* (*Sense and Sensibility*) di Jane Austen, stare bene significa poter amare senza condizionamenti, né paure, vivere le passioni in modo istintivo, mettendosi in gioco completamente. Del resto l'amore sensuale, ma anche quello filiale, o familiare, possono essere fonte di gioie estremamente intense, anche per lungo tempo. Marianne non si dà pace vedendo la seriosità della sorella Elinor nelle questioni sentimentali: per lei, invece, vige solo la legge dell'amore. «Amore non è Amore se muta quando scopre un mutamento o tende a svanire quando l'altro s'allontana. Oh, no! Amore è un faro sempre fisso che sovrasta la tempesta e non vacilla mai» recita leggendo il *Sonetto 116* di William Shakespeare con il futuro innamorato. Scoprirà che non tutto luccica dell'amore, purtroppo, ma questa è solo la morale della favola della Austen che, per motivi narrativi, fa convergere le storie delle due sorelle «mescolando le carte»: Marianne scoprirà la bellezza di un amore più saggio e sicuro, e non meno intenso, Elinor imparerà a convivere con i propri sentimenti sposando il giovane di cui è sempre stata innamorata senza mai svelarsi.

Le passioni possono rendere felici, dare emozioni intense, positive o negative che siano, far sentire vivi: accade anche quando si è appassionati di musica, arte, teatro e molto altro ancora, quando si agisce o si gode appieno di una passione che può davvero travolgere tutti i sensi e regalare emozioni impagabili.

Stare bene può essere sinonimo anche di una vita tranquilla, senza troppi «scossoni». Come quella di Pádraic, protagonista del film *Gli spiriti dell'isola*

(*The Banshees of Inisherin*) del 2022, scritto e diretto da Martin McDonagh.

Pádraic, interpretato da Colin Farrell, mandriano che vive con la sorella nell'immaginaria isola di Inisherin nei pressi dell'Irlanda, non è molto interessato a ciò che accade sul continente. Si preoccupa della sua asina Jenny, e di incontrare il suo amico violinista Colm tutti i pomeriggi alle ore quattordici al solito pub per le solite chiacchiere. Non ha bisogno di altro, contrariamente alla sorella, che invece è attirata da ciò che può esserci fuori dalla loro isola poco abitata e poco accogliente: lui sta bene così, nella sua routine che, come in tutte le storie, sarà sconvolta poi senza nemmeno una vera ragione. Vivere giorno dopo giorno senza grandi picchi, facendo ciò che aggrada: anche questa è una scelta di benessere.

C'è chi trova pace partecipando in modo intenso e gioioso a una confessione religiosa, chi si prodiga per il prossimo e trova nella cura e dedizione verso gli altri un motivo indiscutibile di felicità, come il missionario padre Gabriel, interpretato da Jeremy Irons, e l'ex mercante di schiavi Rodrigo Mendoza, che ha il volto di Robert De Niro, protagonisti del film *Mission* di Roland Joffé. Ambientato nel XVII secolo, in piena fase di colonizzazione del Nuovo Mondo, trae spunto dalla storia: racconta il momento in cui i Gesuiti sfidarono lo strapotere dei regni di Spagna e Portogallo creando «zone franche» nelle quali gli Indios, sfruttati dagli europei e convertiti al cristianesimo, cercarono di difendere i loro terreni. I due protagonisti si dedicano all'assistenza materiale e spirituale degli indigeni, suscitando le ire e la violenta reazione dei potenti.

Stare bene è un'aspirazione continua, personale, unica, raggiungibile attraverso modalità e scelte differenti e condizionata da bisogni e priorità contingenti.

## *Soddisfare i bisogni porta alla felicità?*

È ciò che si è chiesto lo psicologo statunitense Abraham Maslow. Nella sua ricerca per comprendere le motivazioni umane nel perseguimento della felicità, ha formulato una lista gerarchica di bisogni che, a suo avviso, devono essere soddisfatti per godere di una vita completa e felice. Catalogandoli, ha ideato la piramide che porta il suo nome: questo strumento grafico illustra la sua gerarchia dei bisogni messa a punto nel 1943 e proposta ufficialmente nel 1954 nella sua opera *Teoria della motivazione umana*. Maslow è stato uno dei primi psicologi a portare l'attenzione su ciò che facevano le persone felici e sulle loro abitudini, individuando, in modo intuitivo ma non ancora definito dal punto di vista metodologico, quella disciplina che viene chiamata oggi «psicologia positiva»[2].

[2] La psicologia positiva è un movimento nato nell'ambito delle scienze psicologiche durante gli anni Novanta. Prende avvio dagli studi dello psicologo americano Martin Seligman sull'impotenza appresa, termine che si riferisce «all'abitudine di interpretare sempre in maniera negativa ciò che succede, al punto che pensiamo di

Secondo Maslow, nella vita le persone sono motivate a soddisfare i loro bisogni, alcuni dei quali hanno precedenza sugli altri. Per esempio, quello principale è sopravvivere: sarà quindi la prima cosa che spinge ad agire, influenzando il comportamento. Una volta assicurata la sopravvivenza, è possibile concentrarsi sul prossimo gradino della piramide di Maslow e così via, tenendo conto che i livelli individuati dallo studioso sono cinque.

1. Fisiologia. Alla base della piramide ci sono i cosiddetti «bisogni primari», ovvero tutte le necessità che servono a garantire la sopravvivenza: l'ossigeno, il cibo, l'acqua, il sonno, ad esempio, e il sesso. Questi caratterizzano l'omeostasi, termine che deriva dal greco e che significa «rimanere uguali». Indica una calibrazione costante dei sistemi del corpo (ma non solo) per mantenere stabile la salute. È una tendenza naturale che accomuna tutti gli organismi viventi.

non essere abbastanza capaci di affrontare la maggior parte delle cose che accadono nella nostra vita e non tentiamo pertanto nemmeno di affrontarle».
Questa modalità si lega molto al pensiero pessimistico, che è spesso tipico di coloro che attribuiscono le cause dei propri fallimenti a se stessi: Seligman si è chiesto se la stessa catena cognitiva di cause non potesse essere ribaltata sul versante positivo.
In sintesi, secondo il pioniere della psicologia positiva, la felicità non dipende sempre dallo status sociale, dalla religione, dall'aspetto fisico e da altre possibili cause: è in realtà una combinazione unica di ciò che ha definito «punti di forza distintivi», come il senso di umanità, il grado di temperanza, la tenacia e la capacità di condurre una vita che abbia significato.

2. Sicurezza. È il secondo gradino della scala dei bisogni: si parte dalla sicurezza personale che, a sua volta, coinvolge anche altre aree tra cui, ad esempio, la sicurezza finanziaria, la salute, il benessere e la protezione della famiglia.
3. Appartenenza. Al terzo livello ci sono i bisogni sociali, che includono diverse necessità come quelle legate all'amore, all'accettazione e all'appartenenza. In questo stadio, il bisogno di vivere relazioni ed emozioni guida il comportamento umano. Vi rientrano l'amicizia, le relazioni amorose, la famiglia, i gruppi sociali, la Chiesa e le organizzazioni religiose.
4. Stima. È necessario nella vita essere apprezzati, vedere che le proprie azioni possono avere un impatto positivo anche sugli altri, ed essere rispettati. Al quarto gradino vi sono l'autostima (e il senso di valore personale), l'autocontrollo, la realizzazione, il rispetto reciproco.
5. Autorealizzazione. Maslow afferma che «quello che un uomo può essere, deve essere». Questo bisogno è descritto da Maslow come il desiderio di raggiungere qualsiasi cosa un individuo possa essere e farlo al meglio delle sue capacità. Ovviamente, quello che si desidera varia da una persona all'altra: c'è chi vorrebbe diventare migliore nel lavoro, chi nella vita familiare e così via. Per Maslow le persone autorealizzate percepiscono la realtà in modo accurato, hanno un senso di stupore, curiosità e gratitudine per la vita. Non sono autocentrate e sono focalizzate su come migliorare le cose, pensano in modo indi-

pendente e non si fanno influenzare dalla cultura generale.

Evidentemente bisogni e benessere personale si intrecciano in continuazione, ma non è necessario raggiungere il livello cinque della piramide per essere felici: sono diversi i livelli di soddisfazione di un determinato bisogno, che corrispondono a differenti soglie di appagamento.

Quanta felicità ha regalato a Chuck Noland (interpretato da Tom Hanks), protagonista del film *Cast Away* del regista Robert Zemeckis, ritrovare, tra i resti dell'aereo caduto su un'isola deserta, un pallone che chiamerà Wilson e che diventerà per lunghissimo tempo il suo unico compagno di avventura?

E quanta felicità mostrano i bambini quando viene fatto loro un regalo inatteso, seppur banale e poco costoso, come un semplice palloncino tenuto da un filo?

Stare bene, sentirsi felici, è un'attitudine naturale che va coltivata ma anche apprezzata appieno ogni volta che è possibile, perché è sempre possibile, purtroppo, che accadano eventi imprevisti capaci di sovvertire priorità e programmi e interrompere una vita che scorre con semplicità ma anche soddisfazione.

# 2
# Dallo stare bene alla malattia

Spesso il passo è breve, purtroppo.

«Puoi costruire qualcosa di bello anche con le pietre che trovi sul tuo cammino.» Goethe torna qui ricordando che è fondamentale impegnarsi per costruire/preservare la felicità, ma durante un cammino di vita più o meno felice si possono incontrare ostacoli molto pesanti ed è importante, nonostante tutto, saper vedere anche «sprazzi di buono» nei momenti più difficili.

## *Ammalarsi uguale smettere di vivere. Perché?*

La malattia non è più considerata (né può essere vissuta) come il malfunzionamento di un organo. Non è nemmeno più questo l'approccio di cura messo in atto dai medici oggi.

Viene inquadrata nel percorso di vita di una persona: partendo da un quadro di salute generale, dalla sua storia medica, si arricchisce delle sue esperienze, delle sue speranze, di credenze e desiderata anche per quel che riguarda gli sviluppi terapeutici della malattia stessa.

È la grande rivoluzione chiamata «medicina della persona», che non riguarda solo l'applicazione di cure sempre più a misura di paziente[3], ma una presa in carico della persona nella sua totalità, comprese tutte le possibili emozioni che una malattia come quella oncologica, ad esempio, è in grado di mettere in moto.

## *Quella maledetta paura di avere un cancro*

«Perché il cancro, senza dubbio molto di più di altre malattie, prima ancora di far male fa paura. Basta ricordare come i pazienti definiscono la diagnosi di cancro: verdetto, condanna, punizione. Insieme con poche altre parole, cancro è una parola che ha assunto un sovrasignificato, si è caricata di valenze negative che ne superano di gran lunga l'oggettività scientifica, e che raccontano una storia pregiudicata dall'assenza di spe-

[3] Con la definizione di «medicina personalizzata», o «medicina di precisione», si intende quell'insieme di strategie di prevenzione e trattamento che tengono conto della variabilità individuale. Unendo diagnostica e terapia, consente di delineare le caratteristiche di ciascun paziente anche dal punto di vista genetico e metabolico, in modo da individuare trattamenti che agiscano direttamente e in modo molto specifico e personalizzato sulla causa della malattia. Con la medicina personalizzata si passa da terapie rivolte al «paziente medio» a quelle cucite su misura per il paziente che presenta determinate caratteristiche, con l'intento di ottenere risultati migliori grazie, per esempio, a strategie mirate di prevenzione e all'uso di farmaci *ad hoc*.

ranza. Una storia non vera, ma vissuta così. L'annuncio è perciò visto come una condanna senza appello. È un colpo di fulmine che si abbatte sul malato e lo lascia solo davanti a quella che è spesso la sua più grande e inespressa paura.»

In poche righe, uno dei più grandi oncologi italiani, Umberto Veronesi[4], ha descritto con la lucidità e la semplicità che l'ha sempre contraddistinto il motivo per cui ricevere una diagnosi di cancro equivale per tante persone alla parola «fine».

È vero che tanti fanno esperienza del cancro anche molto presto nella vita: è ciò che il professor Veronesi ha chiamato «vicinanza». «Un grandissimo numero di persone ci si deve confrontare, da vicino o da lontano. Il cancro è un'ipotesi per ciascuno di noi, ed è alla porta di ogni famiglia. Questa consapevolezza, benché rimossa, diventa un'onda di piena quando arriva la diagnosi di cancro. Contro ogni ragionevolezza, contro

[4] Umberto Veronesi (Milano, 1925-2016) si è laureato in Medicina e Chirurgia nel 1950, concentrando i propri studi in campo oncologico; nel 1975 è divenuto direttore dell'Istituto Nazionale dei Tumori. Primo italiano a presiedere l'Unione internazionale di oncologia, ha fondato la Scuola Europea di Oncologia (ESO) nel 1982. È stato presidente dell'Organizzazione europea per le ricerche sui tumori (1985-1888) e della Federation of European Cancer Societies (1991-1993). Chiamato a dirigere l'Istituto Europeo di Oncologia (1994-2000 e poi ancora dal 2001 al 2014), è stato poi ministro della Sanità nel secondo governo Amato (2000-2001) e il fondatore della Fondazione Umberto Veronesi, che ha come finalità prioritaria il sostegno alla ricerca scientifica. Ha scritto decine di libri sui temi a lui più cari, opere che hanno avuto il merito di avvicinare il pubblico ad argomenti spesso relegati agli ambienti accademici.

ogni informazione che il cancro è una malattia via via sempre più curabile e guaribile, il paziente cade in preda all'angoscia. Ecco, quell'entità innominabile che tanto spesso viene esorcizzata con l'espressione "il male del secolo", è capitata addosso proprio a lui.»

Veronesi era d'accordo, quindi, con la proposta del National Cancer Institute statunitense di sostituire, nella classificazione dei tumori del seno, i termini «cancro» e «carcinoma» con «neoplasia» (ovvero «nuova formazione»), ricordando che le parole non sono neutrali e che vengono percepite in modo diverso secondo il tasso di negatività che assumono nell'immaginario collettivo che le nutre e le accompagna. «Io, medico, devo tener presente che l'annuncio di una diagnosi di cancro è traumatico per un'infinità di motivi, alcuni dei quali non dipendono né dal malato, né dal medico, né dalle probabilità più o meno alte di guarigione. Io, medico e uomo, mi specchio in un altro uomo che ha paura, e so di avere il dovere di rassicurarlo, il che non vuol dire illuderlo. Se evito l'uso di una parola divenuta traumatica di per sé, otterrò l'effetto di aprire un dialogo. E insieme cominceremo a giocare una partita difficile ma per nulla scontata, in cui la paura esiste ancora, com'è logico e umano, ma può essere razionalizzata... Mentre la partita è in corso, la cosa più necessaria è che il malato non si senta impotente. Deve sapere che può farcela, e che il cancro (poi non lo chiameremo più così) è un male curabile e guaribile.»

In pochi attimi, può accadere che le parole di un medico sovvertano la scala di priorità dello psicologo

Maslow: a una diagnosi di cancro, dallo slancio verso l'autorealizzazione posta al gradino cinque che ha riempito le giornate di ansie, fatiche e gioie, si passa a cercare sicurezza, il bisogno che occupa il gradino due della piramide.

Lo scrive con grandissima lucidità Susan Sontag[5]: attingendo a esperienze di vita dolorose fin dall'infanzia, in poche righe «riporta tutti sulla terra», anche chi è costantemente affaccendato in impegni assolutamente improrogabili che riguardano la professione, la socialità, il piacere, l'affermazione di sé. «La malattia è il lato notturno della vita, una cittadinanza più onerosa. Tutti quelli che nascono hanno una doppia cittadinanza, nel regno della salute e in quello della malattia. Preferiremmo tutti servirci soltanto del passaporto buono, ma prima o poi ognuno viene costretto, almeno per un certo periodo, a riconoscersi cittadino di quell'altro paese.»

Eppure la ricerca scientifica riporta ogni anno dati sempre più incoraggianti per chi si ammala di tumore: ci sono cure innovative che stanno funzionando per diverse neoplasie, molte regioni e città italiane si stanno dimostrando più attente alla prevenzione, importantissima alleata «salvavita», l'Intelligenza Artificiale si sta dimostrando una risorsa di grande valore, come tutta la

[5] Nel saggio *Malattia come metafora* del 1978, Susan Sontag racconta l'immaginario che la società costruisce intorno alla malattia: attraverso una fitta rete di riferimenti letterari, l'autrice illustra il repertorio delle metafore, cariche di pregiudizi e paure, che hanno accompagnato o accompagnano la TBC, l'Aids e il cancro, per spingere il lettore a liberarsi dall'oscuro senso di colpa e di scandalo che avvolge la malattia, «lato oscuro della vita».

tecnologia più avanzata in ogni ambito della medicina e, governata con sapienza dall'intelligenza umana, sempre più lo sarà.

Il cancro fa paura (giustamente), ma la medicina ha fatto e sta facendo passi da gigante. Lo dicono i numeri.

## *Un male sempre più curabile*

Da alcuni anni AIRTum (Associazione Italiana Registri Tumori), AIOM (Associazione Italiana di Oncologia Medica), Fondazione AIOM e PASSI (Progressi nelle Aziende Sanitarie per la Salute in Italia) collaborano per produrre uno strumento che fotografi lo stato dell'arte dell'Italia rispetto al cancro.

Nell'ultimo Rapporto de *I numeri del cancro in Italia* redatto nel 2023 si leggono alcuni dati molto confortanti[6] che mostrano un miglioramento nell'efficacia

[6] Per completezza, si segnala che il Rapporto 2023 riporta un incremento di casi di tumore rispetto al 2020: da 376.600 nuove diagnosi (194.700 negli uomini e 181.900 nelle donne) si è passati a circa 395.000 (208.000 negli uomini e 187.000 nelle donne). Un fatto atteso dagli analisti per due motivi: gli screening sospesi o rallentati durante la pandemia di Covid-19 hanno fatto slittare molte diagnosi che altrimenti sarebbero state effettuate con maggiore anticipo; inoltre, la popolazione nelle fasce d'età in cui le diagnosi di tumori sono più frequenti è oggi molto ampia, dato che corrisponde ai cosiddetti «baby boomer», ovvero coloro che sono nati tra gli anni Cinquanta e Sessanta e che oggi hanno intorno ai 60-70 anni. Per quel che riguarda le nuove diagnosi per sedi neoplastiche più frequenti, per gli uomini le previsioni indicano che, nel 2023 (dati ancora in fase di verifica a oggi, N.d.R.), verranno diagnosticati 41.100 nuovi tumori della prostata, il tumore maschile più fre-

della prevenzione e delle cure. Si stima che in Italia siano quasi 270.000 le morti per tumore evitate nel periodo 2007-2019 rispetto al numero atteso nel 2003-2006: in dodici anni si è passati da meno dell'1% a circa l'11% di decessi evitati (da 614 a 9000). In generale, la mortalità per tumore è in diminuzione in entrambi i sessi.

Grazie alla ricerca scientifica, sono sempre di più le persone che, dopo la malattia, hanno un'ottima qualità della vita: anche in questo caso lo dicono i numeri.

Nei decenni passati, le persone che si ammalavano di tumore venivano considerate «pazienti» per il resto della loro vita, spesso il tumore era definito «un male incurabile» e gli individui vivi a oltre cinque anni dalla diagnosi venivano definiti «lungosopravviventi oncologici».

All'inizio del 1990 i lungosopravviventi erano già oltre la metà dei pazienti, nel 2006 era quasi raddoppiato il numero di persone vive dopo un tumore: 2.244.000 (di cui oltre un quarto aveva avuto la malattia oltre die-

quente con il 19,8% di tutti i tumori maschili; 29.800 nuovi casi di tumori del polmone, il secondo tumore più frequente negli uomini italiani (14,3% dei tumori maschili); 26.800 tumori del colon-retto (12,9% dei tumori maschili); e 23.700 tumori della vescica (11,4% dei tumori maschili).
Nelle donne le nuove diagnosi di tumore alla mammella dovrebbero essere 55.900, di gran lunga il tumore femminile più frequente, rappresentando il 30% di tutti i tumori femminili. Il tumore del colon-retto/ano con 23.700 nuovi casi (12,7% dei tumori femminili) rappresenta il secondo tumore più frequente, seguito da 14.000 nuovi casi di tumore del polmone (7,4% dei tumori femminili) e da 10.200 tumori dell'endometrio (5,5% dei tumori femminili).

ci anni prima) e nel 2010 erano 2.600.000, di cui il 35% da più di dieci anni.

Ricerche successive hanno mostrato un costante aumento nel numero di italiani viventi dopo una diagnosi di tumore, recente o lontana nel tempo, che si attestano oggi a oltre 3.600.000.

Guarire oggi è sempre più possibile, così come convivere con un tumore per un lungo periodo della propria vita. Ma cominciamo dall'inizio.

### *Il giorno della diagnosi: da lì in poi solo «un prima e un dopo»*

Agosto 2023: in Italia esce il film che tutti aspettano da tempo, *Oppenheimer*, di Christopher Nolan, uno degli autori più interessanti del panorama narrativo-cinematografico internazionale. Tante le domande: sarà un capolavoro? Sarà difficile da capire? E poi, che tema particolare… Tratta di un periodo nella storia della vita dello scienziato Robert Oppenheimer, il padre della bomba atomica. Il film si apre su di lui, giovane studente di Cambridge, che osserva, come ipnotizzato, lo stillicidio ripetitivo, monotono e simmetricamente perfetto di alcune gocce di pioggia che generano cerchi concentrici in una pozzanghera. In pochi secondi, improvvisamente e in netto contrasto con l'acqua, lingue di fuoco inondano lo schermo abbagliando lo sguardo dello spettatore: sembrano gli effetti di una deflagrazione (ma potrebbero essere anche rappresentazioni del sole in tutta la sua potenza) che tolgono il fiato.

Uno scoppio violentissimo che interrompe in modo inatteso la vita del protagonista: questa è la sensazione degli spettatori, questo è ciò che molte persone raccontano di aver vissuto nel momento in cui hanno ricevuto la diagnosi della malattia. Se il corpo sta bene, non ha sintomi, è il benessere psicologico a subire il primo, sconvolgente scossone.

In un battibaleno si diventa «pazienti», perdendo lo status di professionisti/e, genitori/trici, amici/amiche, sportivi/e, figli/e e così via, in ogni ambito della vita sociale: al primo posto, e prima di tutto e tutti, arriva prepotentemente a imporsi la malattia.

Si percepisce la «frattura» tra una vita «prima» – senza preoccupazioni sulla salute, senza ricerche online per capire meglio le parole dei medici e immaginare come potrebbe essere il decorso nel migliore dei casi, senza domande ad amici di famiglia o conoscenti, senza cambi di programma repentini, che lasciava spazio e tempo ad appuntamenti mai immaginati prima – e una vita «dopo».

In quel «dopo» c'è lo sconforto, l'incredulità, il dolore: è il tempo sospeso dell'incertezza.

Far parte della categoria dei malati, come dice Susan Sontag, significa entrare in un nuovo mondo, differente da quello vissuto, non del tutto sondabile da tutti gli altri, che assegna al tempo un altro senso. Chi si ritrova malato/a, soprattutto se questo accade all'improvviso, senza segnali, ma è così anche quando la malattia in qualche modo, purtroppo, si è fatta sentire, deve spostare l'attenzione dalla carriera, dalle relazioni sociali, dalle passioni e da tutto ciò che riguarda la vita di sempre, su qualcosa che può essere persino «sconosciuto», il proprio corpo, che diventa fonte di preoccupazioni, non necessariamente di dolore.

Cambia la percezione di se stessi, perché la malattia fino ad allora è fuori dalle esperienze vissute direttamente, e cambia la relazione con gli altri: cosa vuol dire essere malati? Sentirsi malati? E gli altri, che ne pensano?

La sensazione che vivono molti dei «nuovi» pazienti è quella di straniamento: non esiste più nulla di ciò che è passato e non riescono nemmeno a pensare al futuro. In quella sospensione del tempo, che non è più governato dal proprio volere, comincia piano piano a sgretolarsi anche il «mito dell'immortalità» che consente a ciascuno di vivere senza pensare alla propria fine o a quella delle persone care, e concentrarsi solo su ciò che è interessante, piacevole, arricchente, vitale.

Sono molti gli studiosi che hanno analizzato questa forma di trauma (così si definisce a livello scientifico ciò che accade nella mente di chi riceve una diagnosi di tumore): ognuno lo vive in modo differente, anche se alcune reazioni ed emozioni, come hanno notato gli scienziati, sono comuni.

## *Trauma e risposta post-traumatica*

Trauma deriva dal greco *trayma* e significa trafittura, perforamento: indica la frattura di un tessuto prima intatto, sia che ci si riferisca a un tessuto fisico (trauma fisico), sia a uno psichico (trauma psicologico).

Corrisponde a un evento imprevisto, improvviso e imprevedibile che la persona sperimenta come destabilizzante e devastante, la cui violenza è tale da causare una lacerazione di quella barriera protettiva che viene messa in atto, di norma, per respingere efficacemente gli stimoli dannosi. Di fronte a una tale ferita ci si sente del tutto impotenti e inermi, sopraffatti da emozioni angoscianti, difficili da gestire.

A partire dal momento del trauma, la malattia è vissuta come una rottura biografica che sovverte la quotidianità e la libertà di disporre di se stessi: non è solo limitazione del potere fisico, è un dramma della e nella storia personale.

Non tutti reagiscono a un trauma allo stesso modo: la reazione dipende da fattori quali la resilienza e la gravità dell'evento traumatico.

La resilienza è la capacità di adattarsi in modo efficace alle avversità e di rispondere agli eventi negativi traendone insegnamenti utili. Questa dipende dalle caratteristiche della persona e dal contesto sociale e culturale in cui è inserita. Ad esempio, caratteristiche come autostima, ottimismo e flessibilità influiscono positivamente sulla capacità di fronteggiare gli eventi stressanti.

Anche la gravità oggettiva dell'evento traumatico gioca un ruolo importante nei confronti dell'adattamento. Più l'evento traumatico è rischioso, minacciando l'integrità psicofisica, maggiore sarà il suo potenziale traumatico.

«Il trauma è personale. Anche se viene negato, esso non scompare. Quando è ignorato o negato, le grida silenziose continuano interiormente e vengono sentite solo da chi ne è prigioniero. Quando qualcuno entra in quel dolore e sente le urla, la guarigione può iniziare.» Con queste parole la scrittrice Danielle Bernock riassume la violenza del trauma nella vita delle persone. E molte persone, da quella esperienza, escono diverse. Come il reduce del film *Nato il 4 luglio* di Oliver Stone e la ragazzina protagonista del libro *Storia di una ladra di libri*.

Ron Kovic, interpretato da Tom Cruise nel film *Nato il 4 luglio*, a 18 anni si arruola con entusiasmo nei Marines e in breve tempo diventa sergente. La guerra che va a combattere non è, però, quella crociata contro il male che credeva: in poco tempo si trova coinvolto prima nella morte di alcuni civili e poi, per errore, uccide un commilitone. Il 20 gennaio 1968, durante un violento scontro a fuoco, Ron Kovic, rimasto isolato, viene ferito in modo gravissimo alla spina dorsale. Sopravvive, ma rimarrà paralizzato agli arti inferiori per tutta la vita.

Tornato a casa, si accorge che il suo paese, la sua città, la sua famiglia, persino la ragazza che amava al tempo del liceo sono cambiati in modo assolutamente inaspettato, che nessuno lo rispetta per avere partecipato alla guerra e comincia a lasciarsi andare. Trasferitosi al confine con il Messico in una residenza per reduci del Vietnam, toccherà il fondo, per poi decidere di reagire e impedire che altri giovani compiano il suo stesso errore. Da quel momento, Ron comincerà un percorso che lo porterà a essere riconosciuto ancora oggi come uno dei più grandi esempi di lotta contro la guerra e i poteri forti: il film, infatti, è tratto da una storia vera.

Ron Kovic ha vissuto molteplici traumi in pochi anni di vita, eppure non si fa sopraffare e trasforma tutto il negativo in energia positiva per cambiare il futuro, il suo e quello di moltissime altre persone.

La piccola Liesel Meminger è una bambina di 9 anni al centro del romanzo *Storia di una ladra di libri* dello scrittore Markus Zusak che si trova a vivere uno dei momenti più bui della storia del mondo. È il 1939 nella Germania nazista. Il giorno del funerale del suo fratellino, morto tragicamente durante un viaggio, Liesel raccoglie un oggetto seminascosto nella neve, qualcosa di sconosciuto e confortante al tempo stesso, un libriccino abbandonato o dimenticato dai custodi del cimitero. La piccola non ci pensa due volte, lo raccoglie e lo porta con sé. Così comincia la storia d'amore di Liesel per i libri e le parole, che per lei diventano un talismano contro l'orrore che la circonda.

Dopo la perdita del fratello e quella della madre, la bimba viene adottata: nel frattempo, impara a leggere insieme al suo nuovo papà e comincia la sua attività di «ladra». Prima strappa i libri ai roghi nazisti, poi interviene tutte le volte che ce n'è uno in pericolo, come farebbe con qualsiasi creatura. Dopo una serie di vicissitudini, anche la famiglia adottiva viene sterminata: la storia ha comunque un lieto fine. Nonostante, infatti, i lutti e le tante avventure dolorose, la ragazza decide di essere felice.

Liesel non ha avuto una vita facile, eppure il romanzo, pur parlando di sofferenza, trasmette un messaggio positivo: rinascere è sempre possibile quando non ci si abbandona al male, al dolore. Vivere un momento complesso non significa automaticamente smettere di vivere: Liesel non vuole cedere a un destino drammatico, pur se più grande di lei, ma trova energia, coraggio, e in un certo senso gioia, perché è questo il vero destino di ogni persona. Cercare la felicità e provare a goderne.

Ammalarsi significa dover affrontare un percorso in cui il corpo diventa, in qualche modo, protagonista della vita anche quando lo si è ignorato per anni.

La prima fase di questo nuovo stato è per molti principalmente emotiva: è fondamentale iniziare ad adeguarsi al cambiamento, accettare il fatto che la malattia esiste, che ci saranno passi da fare per curarsi, ma che fino in fondo ci può essere la speranza di guarire. Questo adattamento non è affatto facile: tenere a bada quel mondo di emozioni confuse che seguono la comunicazione della diagnosi richiede uno sforzo che sembra sovrumano. Si tratta di un processo studiato da tempo da medici e psicologi, che lo definiscono «risposta post-traumatica».

Può essere di aiuto sapere che quasi tutti i «neopazienti» attraversano stati emotivi che hanno a che fare con la paura, la vergogna, il sentirsi in colpa, e provano persino a negare totalmente la realtà, facendo finta che non sia accaduto nulla: arrivare a considerare tutto «nella norma» sposta l'evento dall'eccezione («perché è successo proprio a me») a una quotidianità in cui migliaia di persone, donne, uomini, adulti, anziani, bambini, giovani diventano improvvisamente parte del «mondo dei pazienti» raccontato da Susan Sontag, o ne sono già parte e si trovano a combattere la loro battaglia per vincere la malattia e, prima di tutto, imparare a vivere con essa senza pensare di aver perso se stessi nella malattia[7].

Anche se la malattia fa parte della vita, culturalmente viene tenuta il più possibile lontana dalla mente, e spesso anche dagli occhi: si vive negando in ogni modo la condizione di precarietà che è propria di ciascun essere vivente, guidato dall'ingannevole illusione di poter te-

[7] L'evento traumatico è in grado di modificare l'equilibrio dei neurotrasmettitori, le sostanze presenti nel corpo capaci di influenzare la sensazione di benessere e il comportamento: il sistema noradrenergico, il sistema serotoninergico e quello endorfinico subiscono brusche modificazioni. Il trauma ha un impatto sullo stato psicofisico: organismo e cervello vanno incontro a una serie di reazioni di stress che variano da persona a persona, tutte ormai note alla medicina. Nel romanzo di Jane Austen già citato prima, la passionale Marianne, dopo avere capito di essere stata abbandonata da quello che considerava il suo fidanzato, e di cui era innamorata pazzamente, cade in un profondo stato depressivo: la brutta malattia che subito dopo la colpisce all'improvviso è sicuramente collegata a una passeggiata avventata della ragazza sotto la pioggia ma, come ammetterà lei stessa nelle pagine finali del libro, è stata causata anche dall'incapacità di gestire il suo lato emotivo, che davvero l'ha portata a un passo dalla morte.

nere sotto controllo tutto ciò che accade e dalla comprensibile credenza di essere immortali. Anche per questo è così difficile pensare di essere «imperfetti», abbandonare il proprio modo di essere e agire consueto, accettare l'evento e tutto ciò che ne consegue.

Non si può essere felici nel momento in cui si sa di essere malati.

Sono ben altre le emozioni che si scatenano in questa occasione.

# 3
# Le altre sfide

Quando il medico pronuncia la parola «cancro», il mondo sembra improvvisamente mutare, obbligando alla constatazione brutale che il corpo, un tempo affidabile, ha subito una trasformazione indesiderata, che la malattia, spesso silenziosa e insidiosa, si è insinuata nelle pieghe più intime di una serena esistenza.

Questo trauma non colpisce solo il fisico, ma permea ogni aspetto della vita emotiva. Dall'incredulità alla rabbia, dalla paura alla tristezza: si avverte un senso di vulnerabilità e fragilità mai provati prima, ci si confronta con un'idea di finitezza che è percepita quasi come innaturale. Si è obbligati ad accettare la presenza di un ospite assolutamente indesiderato.

## *Uno sguardo al mondo delle emozioni*

Le emozioni sono una componente essenziale della vita. Alcune, in particolare, sono messe in gioco dall'evento traumatico della malattia: prima di raccontarle, è bene comprendere cosa sono, e quali sono quelle che gli studiosi definiscono «primarie».

Le emozioni sono stati mentali e fisiologici associati a modificazioni psicologiche, a stimoli interni o esterni, naturali o appresi, solitamente caratterizzate da una durata limitata nel tempo.

Le emozioni[8] sono anche state classificate: quelle primarie[9] sono cinque, la gioia, la paura, la tristezza, la rabbia, il disgusto, e ognuna di queste è determinata da uno stimolo.

Ciò che c'è all'origine della tristezza è la perdita reale o immaginaria di qualcosa di importante. Ci si sente tristi percependosi impotenti o incapaci di agire direttamente per risolvere un problema e, in un certo senso,

[8] Le emozioni differiscono da sentimenti e stati d'animo: i primi due sono spesso utilizzati come sinonimi, invece sono due fasi distinte e complementari del mondo interiore. Le emozioni scaturiscono rapidamente come reazioni chimiche a specifici stimoli: quando il cervello identifica il fattore scatenante, immediatamente le sostanze chimiche pertinenti vengono rilasciate nel corpo, dando vita alle emozioni. I sentimenti, invece, emergono durante la riflessione e l'elaborazione delle emozioni.
Gli stati d'animo, infine, sono più ampi e generici, influenzati da una combinazione di input diversi, meteo, persone, attenzione a un determinato evento e molto altro ancora: hanno una durata più estesa e possono persistere per minuti, ore o addirittura giorni.

[9] Gli studiosi hanno individuato anche le emozioni secondarie: derivano da quelle primarie e sono una combinazione di esse. Tra queste vi sono l'allegria, il rammarico, la delusione, la vergogna, l'orgoglio, la gelosia, la speranza, il senso di colpa. Sono anche definite «emozioni sociali»: servono per favorire la cooperazione e la coesione del gruppo, aiutano a vivere con gli altri e a favorire l'integrazione.

cercando attenzione negli altri per avere supporto sociale: non si agisce per risparmiare risorse ed evitare sforzi inutili, ci si concentra su di sé.

La rabbia nasce per un'interferenza rispetto ai propri obiettivi o desideri. È un sentimento spiacevole di tensione che spinge al movimento: a livello fisiologico, infatti, la rabbia si accompagna a un'attivazione del tono muscolare, dell'attività respiratoria e a un incremento di quella cardiaca, collegati a un aumento dell'adrenalina nel sangue e a un'accresciuta tensione. Attivando la rabbia si cerca di superare l'ostacolo, di trovare le risorse per affrontare una situazione frustrante.

Il disgusto scaturisce da qualcosa che offende la sensibilità. La sensazione è quella di repulsione o di evitamento. Il cuore batte più forte, la pelle è più recettiva, i muscoli tesi. Nel tempo questa emozione ha assunto anche un carattere sociale, con il rifiuto di stimoli sociali tossici o di esperienze repellenti.

La paura viene scatenata da una minaccia, un pericolo. È uno stato emotivo negativo, comporta un'attivazione molto elevata che incoraggia l'evitamento di situazioni pericolose accompagnata da tensione dovuta alla preoccupazione per la propria sicurezza. L'attività cardiaca, infatti, accelera, così come quella respiratoria: la respirazione diventa superficiale, irregolare. La paura ha un evidente valore di sopravvivenza: prepara il corpo a produrre comportamenti di fuga o di confronto, e facilita l'apprendimento di nuovi modi per allontanare i pericoli.

La gioia arriva da qualcosa che dà piacere e soddisfa

i bisogni. Si manifesta dopo avere raggiunto un obiettivo personale o la fine di uno stato di malessere. La gioia è uno dei meccanismi che il corpo utilizza per incoraggiare l'azione e la relazione, le dinamiche di affiliazione e tutti i comportamenti sociali (la chimica del cervello rilascia più endorfine e dopamina). Quando un'azione soddisfa un desiderio o porta a un risultato, compare la gioia, una sensazione che si desidera rivivere altre volte, e per questo si tende a reiterare il comportamento che ha consentito di raggiungerla.

Tutte queste emozioni sono, da sempre, risorse vitali per la specie umana: Antonio Damasio, scienziato di origine portoghese che ha dedicato gran parte della sua vita allo studio delle basi neurologiche della mente, descrive le emozioni come dispositivi automatici con cui gli esseri umani vengono al mondo. «La funzione biologica delle emozioni è chiara. Le emozioni non sono un lusso di cui si può fare a meno, ma una componente dell'apparato che permette la sopravvivenza e l'adattamento. Sono molto vecchie nell'evoluzione della specie, ma costituiscono un apparato cruciale per la regolazione della vita. Il modo più corretto di collocare questo apparato nella vita mentale è concepirlo a metà strada tra gli strumenti di sopravvivenza di base (riflessi semplici, metabolismo, sensazioni biologiche di dolore e piacere) e gli strumenti del ragionamento e del pensiero. È come se avessimo un sandwich, con le emozioni in mezzo. Per le specie meno complicate dell'uomo, le emozioni forniscono una buona base per comportamenti che aiutano a far sopravvivere la specie [...] in una specie come l'uomo, dotata di coscienza e autoriflessione, le emozioni permeano i processi di pensiero tramite l'azione dei sentimenti.»

Le emozioni sono così importanti da essere diventate protagoniste di alcuni film Pixar per bambini (ma anche per adulti), intitolati *Inside Out*. Il primo lungometraggio racconta le cinque emozioni fondamentali, tristezza, gioia, paura, disgusto e rabbia, incarnate da cinque personaggi minuscoli e molto disparati che gestiscono il cervello (e quindi le emozioni, le sensazioni e il comportamento) di Little Riley, una ragazzina che affronta una crisi di identità dopo essersi trasferita in un'altra città con i suoi genitori e dovendo cominciare una vita totalmente nuova.

Il film spiega in modo semplice, condito con molto senso dell'umorismo, l'influenza delle emozioni nel quotidiano, facendo capire che quelle che si cercano di reprimere/evitare, come la paura o la rabbia, hanno invece un ruolo importante, perché aiutano le persone ad adattarsi alle situazioni.

In sintesi, le emozioni attivano l'individuo a livello neurofisiologico preparandolo all'azione, spingono a mettere in atto comportamenti fondamentali per la sopravvivenza senza la mediazione del ragionamento. Permettono di risparmiare tempo in caso di pericolo o di emergenza. Sono mezzi di comunicazione potenti: le espressioni facciali, il tono della voce, la postura, i gesti e le azioni forniscono agli altri (e non solo) segnali importanti che parlano dello stato interiore, dei livelli di soddisfazione e benessere. Sono, insomma, alleate da tenere in considerazione e ascoltare.

## *Quali emozioni arrivano con la malattia*

La paura, la tristezza, la rabbia.

La paura è un'emozione presente fin dall'inizio del percorso, durante tutto l'iter di cura e molto spesso anche dopo, quando i medici dichiarano la guarigione. La paura intensa che accompagna la diagnosi iniziale gradualmente cede il passo a una normalizzazione della vita quotidiana mentre i trattamenti progrediscono. Tuttavia, la paura delle recidive persiste: anche coloro che sono riusciti a sconfiggere il cancro affrontano il timore di non essere mai davvero fuori pericolo.

Questa sfida emotiva agisce come una costante ombra, proiettando l'incertezza nel futuro, e può oscurare la capacità di affrontare razionalmente gli eventi. Per questo è importante «lavorare» sulla paura, sul suo significato più profondo, sulle implicazioni legate alla malattia e sulle fantasie/preoccupazioni che questa comporta nella nuova vita, così da provare ad alleggerirla, a disinnescarne le potenzialità distruttive, a trasformarla in qualcosa d'altro, in energia buona, propositiva, che riporti speranza, voglia di vivere, di cambiare un destino che non necessariamente è segnato per sempre.

La tristezza, altra emozione primaria, accompagna frequentemente il percorso oncologico. La tristezza, spesso trascurata o minimizzata, può evolvere in depressione, con conseguenze significative durante le cure. È necessario affrontarla, perché può influenzare profondamente la percezione della vita, e «attraversarla», specialmente nelle fasi iniziali della malattia per comprendere le strade che conducono alla ripresa, e sottoporsi alle terapie in uno stato mentale di accettazione piuttosto che di aspettativa, predisposizione positiva fondamentale per l'evoluzione stessa della malattia.

La rabbia è un'altra emozione quasi inevitabile nel percorso oncologico. Chi si ammala può dirigere la rabbia verso se stesso[10], pensando persino di avere contribuito con il proprio agire alla nascita del tumore[11], verso il mondo intero, senza distinzione, o verso gli altri.

[10] La reazione iniziale alla diagnosi è quasi sempre permeata da incredulità: la domanda più ricorrente è: «Perché proprio a me?», correndo il rischio di iniziare un processo di autoincolpazione e di cercare spiegazioni nei comportamenti passati o nelle circostanze della vita. Alcuni pazienti attribuiscono la causa del loro cancro alla sfortuna, altri alla genetica o a eventi stressanti.

[11] Secondo gli studiosi che si occupano dei processi di decisione, gli esseri umani sentono il bisogno di trovare una causa a ciò che accade loro. Può succedere che certi eventi si presentino in un certo ordine temporale o secondo una regolarità spaziale, così da far nascere l'idea di una relazione di causa-effetto, ma potrebbe anche non esserci alcuna relazione obiettiva tra due eventi. Questo serve per dare senso a ciò che avviene, ma il rischio è che si formino credenze o teorie ingenue per poter comprendere, predire, controllare quanto accade. Altro conto, invece, è compiere azioni che già scientificamente sono collegate a determinate conseguenze: chi fuma corre un rischio molto più elevato di ammalarsi di tumore al polmone e di altre patologie. Il tema, in questo caso, riguarda la non-conoscenza della correlazione o la decisione arbitraria di non considerarla, prendendosi almeno in parte la responsabilità di una possibile malattia.

La rabbia è causata dalla percezione di «tradimento» del corpo, che da alleato (spesso silenzioso) diventa portatore di preoccupazioni e dolore, perché è la vita stessa a tradire, infrangendo l'illusione di salute perenne, perché non ci si sente abbastanza forti, potenti, da controllare la malattia, da scongiurarla ancora prima che insorga, come dotati di un'arma invincibile capace di fermare qualsiasi cellula impazzita.

Riconoscere ed esprimere la rabbia è cruciale per gestirla in modo costruttivo, canalizzandola nella direzione giusta.

## *Contro tutto, lontano da tutti*

La diagnosi di tumore e tutto il percorso che necessariamente ne consegue non impattano solo su chi si ammala: a essere coinvolte profondamente sono tutte le relazioni interpersonali. La famiglia, gli amici e i colleghi si trovano spesso impreparati a gestire questa nuova realtà. Le dinamiche relazionali subiscono una trasformazione, le persone care diventano (o devono diventare) caregiver, confidenti, alleati nella lotta contro la malattia. Ma allo stesso tempo, lo shock iniziale può portare a una forma di isolamento: la persona malata si sente sola nella propria esperienza, incapace di comunicare appieno il peso emotivo che sta sopportando.

La solitudine può essere il risultato di una vita (o di un momento) non facile, come ha raccontato Pier Paolo Pasolini nella sua poesia intitolata, appunto,

*Solitudine*, ma richiede comunque grande coraggio e un atteggiamento non rinunciatario.

*Bisogna essere molto forti*
*per amare la solitudine; bisogna avere buone gambe*
*e una resistenza fuori dal comune; non si deve rischiare*
*raffreddore, influenza e mal di gola; non si devono temere*
*rapinatori o assassini; se tocca camminare*
*per tutto il pomeriggio o magari per tutta la sera*
*bisogna saperlo fare senza accorgersene; da sedersi non c'è;*
*specie d'inverno; col vento che tira sull'erba bagnata,*
*e coi pietroni tra l'immondizia umidi e fangosi;*
*non c'è proprio nessun conforto, su ciò non c'è dubbio,*
*oltre a quello di avere davanti tutto un giorno e una notte*
*senza doveri o limiti di qualsiasi genere.*
*[...]*

La solitudine, la distanza, il senso di distacco può essere frutto della difficoltà di comunicare che attanaglia comprensibilmente chiunque a seguito del trauma. Eppure «non si può non comunicare»[12] insegna il

[12] Secondo gli studiosi P. Watzlawick, J. H Beavin e D. Jackson, autori del famoso saggio *Pragmatica della comunicazione umana*, qualsiasi comportamento ha valore di messaggio, e ogni tentativo di astenersi dal comunicare, l'inattività, il silenzio hanno valore di comunicazione, quindi non si può non comunicare. «L'uomo che guarda fisso davanti a sé mentre fa colazione in una tavola calda affollata, o il passeggero d'aereo che siede con gli occhi chiusi, stanno entrambi comunicando che non vogliono parlare con nessuno né vogliono che si rivolga loro la parola, e i vicini di solito "afferrano il messaggio" e rispondono in modo adeguato lasciandoli in pace. Questo, ovviamente, è proprio uno scambio

primo assioma della comunicazione degli studiosi di Palo Alto[13]. Si comunica ogni istante, con sistemi comunicativi diversi: le mani, il corpo, le parole, ma anche il silenzio, l'assenza, talvolta però senza riuscire a farsi capire, provocando fraintendimento o una non-comunicazione.

Uno degli autori che, nei suoi romanzi, ha raccontato la comunicazione in tutte le sue forme è Italo Calvino: nelle pagine della raccolta di quindici racconti, *Gli amori difficili*, pubblicata nel 1970, si incontrano svariati personaggi, tra cui un fotografo, un impiegato, un automobilista, una bagnante. Il filo che li unisce è la difficoltà di comunicare: gli amori che vivono sono incompleti, mai realmente cominciati e sicuramente destinati a finire. Ognuno di loro è imprigionato in una spirale di silenzio, isolato dal resto del mondo e incapace di realizzare se stesso.

Se questo per Calvino è un problema/tema dell'uomo contemporaneo, l'isolamento provocato dalla malattia può essere considerato come un primo passo nell'adattamento alla nuova condizione. Può risultare difficile parlare delle proprie emozioni, delle paure, anche con le persone che sono più vicine o care; può sembrare naturale sentirsi diversi, non riuscire a esprimere

di comunicazione nella stessa misura in cui lo è una discussione animata.»

[13] La Scuola di Palo Alto è nata in California a metà degli anni Sessanta presso il Mental Research Institute con l'obiettivo di studiare i disturbi di comunicazione delle persone affette da malattie mentali aprendosi poi ad analizzare tutte le forme di comunicazione.

l'affettività come un tempo, nemmeno ai propri figli, sentirsi vuoti, senza prospettive.

Oltre all'amore di coloro i quali accompagnano chi vive questa difficoltà, all'aiuto dei medici e degli psicologi con i quali è possibile razionalizzare l'evento e comprendere passo dopo passo cosa sta accadendo, è importante sapere che tutti sono dotati di risorse personali, anche solo in modo embrionale, per superare ostacoli più o meno complessi.

## *Alleati di grande valore*

Due risorse in particolare possono cambiare la storia della malattia fin dall'inizio: il senso di autoefficacia personale e la competenza emotiva.

Il primo rappresenta la percezione che si prova nel riuscire a controllare l'ambiente e il comportamento, la fiducia che ogni persona ha nelle proprie capacità di ottenere gli effetti voluti quando agisce. Se l'autoefficacia è bassa, la persona tenderà a ritenere che le sue azioni ottengano più difficilmente i risultati desiderati, si porrà obiettivi più limitati, si impegnerà meno nel raggiungerli e proverà comunque un livello di stress maggiore.

Le persone dotate di senso di autoefficacia alto si sentono abbastanza forti da poter affrontare bene compiti anche difficili vivendoli come sfide e non come minacce insormontabili, credono nelle loro capacità, mettono impegno in ciò che fanno e anche di fronte agli insuccessi non si scoraggiano ma, anzi, incrementano gli sforzi per tornare a vincere. Affrontare la malattia con questa predisposizione significa diventare proattivi nel superarla, aderire in modo attento e costante alle indicazioni dei medici, mettere in atto comportamenti orientati al benessere, vincere il senso di impotenza generato dalla diagnosi e dalla necessità di sottoporsi a un iter che può essere molto impegnativo da tanti punti di vista, fisico, psicologico e sociale.

È comunque sempre possibile migliorare la propria autoefficacia mettendo in atto alcune strategie. Ad esempio, si può provare ad apprendere nuove abilità: questo facilita la fiducia nelle capacità personali, ed è proprio acquisendo nuove conoscenze e competenze che si può affrontare meglio le sfide. Un'altra opportunità riguarda la focalizzazione sui successi: rimanere concentrati su quanto già raggiunto rafforza la convinzione di essere in grado di fare ancora meglio e incrementa il senso di autoefficacia. Anche fissare obiettivi realistici è una soluzione: aiuta a sentirsi in grado di arrivare al traguardo. Invece, porsi obiettivi troppo difficili rischia di scoraggiare e portare alla rinuncia. Cercare il sostegno degli altri è utile per sentirsi incoraggiati e motivati, e porta a credere maggiormente in se stessi e nelle proprie risorse.

La seconda fonte di aiuto riguarda la competenza emotiva, di cui ogni individuo è dotato in modo più o meno approfondito e strutturato. Si tratta di una risorsa personale connessa alla possibilità di interiorizzare durante l'infanzia le competenze emotive delle figure di riferimento, consentendo il passaggio dalla dipendenza all'autonomia. Ha a che fare strettamente con le emozioni, che rappresentano una chiave di lettura insostituibile del mondo.

Cosa vuol dire possedere una buona «competenza emotiva»? Significa sapere esprimere adeguatamente le proprie emozioni in base alle circostanze, essere in grado di riconoscerle negli altri, essere consapevoli di quello che si prova, sapergli dare un nome, essere capaci di entrare in risonanza empatica con le emozioni altrui senza esserne sopraffatti, utilizzare strategie di regolazione per modulare la propria esperienza così come la propria espressione emotiva.

È indispensabile lasciare spazio alle reazioni emotive soprattutto in momenti complessi come quelli iniziali della malattia – ma non solo – anche se sono negative. Evitare di sentire le emozioni e il dolore a esse associato non aiuta a ritrovare il nuovo equilibrio necessario per affrontare al meglio qualsiasi difficoltà. Ma è altrettanto importante non lasciarsi travolgere dall'emotività, perdendo completamente la visione razionale di ciò che accade. Anche in questo caso può essere di grande conforto avere vicino persone care, pronte a prendersi carico delle difficoltà, e specialisti capaci di comprendere e sostenere.

Completamente anestetizzato rispetto alle proprie emozioni sembra essere, a prima vista, il personaggio Will Hunting, protagonista del film omonimo, interpretato da un giovane Matt Damon. Will è un ventenne orfano interessato al baseball e alle bevute con gli amici, spesso causa di risse. Lavora come addetto alle pulizie nelle aule del prestigioso MIT di Boston, e un giorno, leggendo sulla lavagna un teorema matematico complesso che il luminare professor Lambeau aveva lasciato per i suoi studenti, riesce a trovare la dimostrazione. Il docente si interessa allora al talento sregolato del ragazzo, finito intanto in prigione per l'ennesima lite. Lambeau ne vede le potenzialità e intende fare di tutto per metterle a frutto: lo affida a una serie di psicologi, che vengono tutti messi in difficoltà e respinti dall'indisponente Will, finché, come ultimo tentativo, chiama il professor Sean McGuire (un memorabile Robin Williams) che troverà il modo per rapportarsi con la complessa personalità del ragazzo che, dietro quel suo atteggiamento arrogante, maschera il dramma dell'abbandono. Will finisce per vedere in McGuire un amico, una persona a cui confidare le proprie difficoltà, che condivide un marcato sentimento di perdita, e inizia così la sua evoluzione. Comincia a credere in se stesso, a maturare la propria competenza emotiva, a gestire le emozioni autodistruttive, a sviluppare il suo senso di autoefficacia personale: diventa un uomo adulto nel momento in cui lascia tutto e decide di trasferirsi in California dalla ragazza che gli ha preso il cuore.

Un film intenso sul senso della vita, che va vissuta riconoscendo le proprie priorità, senza pensare che tutto sia sempre sotto controllo, e che le scelte personali possono aiutare a uscire dai binari quando serve. Una storia sulle opportunità e speranze che affiorano quando tutto sembra senza via di uscita, immutabile.

La diagnosi è solo l'inizio del percorso: poi c'è la cura, e anche quella fase richiede adattamento, resilienza e un atteggiamento sempre aperto alla positività.

## *Le sfide emotive durante le terapie*

Nel 2022 lo scrittore Alessandro Baricco viene colpito da una forma tumorale che lui stesso decide di annunciare sui social media, con grande self control, ai propri affezionati lettori (e a tutta l'Italia): «C'è una notizia da dare e questa volta la devo proprio dare io, personalmente. Non è un granché, vi avverto. Quel che è successo è che cinque mesi fa mi hanno diagnosticato una leucemia mielomonocitica cronica[14]. Ci sono rimasto male, ma nemmeno poi tanto, dai. Quando hai una malattia del genere la cosa migliore che puoi fare è sottoporti a un trapianto di cellule staminali del sangue, cosa che farò tra un paio di giorni».

Poi Baricco ha proseguito il suo dialogo a distanza con gli internauti raccontando la sua condizione fisica dopo il trapianto.

«In ospedale lasci giù bei pezzi di te e quando esci guarito o meno guarito hai comunque un cammino da fare per recuperare pezzettini e pezzettoni. Ed è proprio una specie di salita. Non dico che sei una pianta,

[14] La leucemia mielomonocitica cronica (CMML) è un tumore raro del sangue caratterizzato da una proliferazione abnorme di monociti, una specifica tipologia di globuli bianchi. Si manifesta in prevalenza nella popolazione over 65 e in particolare negli uomini.

però... Mi ricordo che dovevo lavarmi i denti ed ero così debole che non riuscivo a fare il gesto di lavarsi i denti, che è una delle cose più semplici che si possa fare, e tutto quello che potevo fare era tenere fermo lo spazzolino con il braccio e poi con la testa. Mentre facevo questa cosa dicevo, guarda il corpo dove ti porta, la vita dove ti spinge... Poi pensavo, uscirò mai da tutto questo? Adesso vado benissimo anche di rovescio. Non c'è problema, mi faccio anche la barba. È un grosso cammino che non è finito, ci sono ancora tante cose da recuperare. Il salto con l'asta non lo faccio. C'è una lentezza implacabile, ma è lentezza.»

Baricco non si è sottratto alla narrazione delle fasi più complesse del percorso terapeutico, ai limiti che le cure impongono in certi momenti, al senso di impotenza, alla difficoltà di riconoscersi in quella persona malata che non riesce nemmeno a compiere un'azione banale, da bambini, come lavarsi i denti.

Le emozioni che traspaiono dalle parole di Baricco sono tante, come le esperienze e i sentimenti che coinvolgono profondamente tutti i pazienti nella fase della cura. Tra questi torna spesso la paura: nella maggior parte dei casi si insinua profondamente nell'animo, anche terminate le cure, perché persiste sotto forma di timore delle recidive[15]. A questa possono aggiungersi la

[15] Con il termine «recidiva» si intende la ricomparsa (riacutizzazione) dei disturbi (sintomi) di una malattia in via di guarigione o che sembrava apparentemente guarita. Una recidiva può riguardare sia le malattie oncologiche che quelle infettive. Nel primo caso si intende la riformazione di un tumore nella stessa zona dove era

preoccupazione per i cambiamenti del corpo – che alcune volte sono necessari per debellare la malattia –, la vergogna associata al cancro, la sensazione sgradevole di essere giudicati o trattati come malati, che addirittura può spingere alcuni pazienti a nascondere la malattia, creando una barriera emotiva che si somma alle difficoltà fisiche. La costante sensazione di incertezza è il filo conduttore che collega tutte queste emozioni. Occorre guardare avanti con coraggio per non sentirsi sopraffatti e abbandonarsi alla malattia senza difese.

## *L'accettazione, l'adattamento, il cambiamento*

L'accettazione della malattia è una fase fondamentale del percorso emotivo. Accettare non significa subirla passivamente, ma rendersi conto che qualcosa è accaduto e impegnarsi attivamente per la propria salute.

L'accettazione gioca un ruolo fondamentale in questo processo: consente di trasformare la percezione del corpo da «traditore» a «compagno di viaggio», aiuta a essere più consapevoli della situazione che si sta vivendo e ad adottare strategie per raggiungere, giorno dopo giorno, nuovi modi per stare bene.

stato precedentemente asportato/curato. La recidiva è caratterizzata da disturbi (sintomi) che hanno la stessa intensità dei precedenti e, in alcuni casi, può dare manifestazioni più complesse e di maggior gravità: in una malattia oncologica può essere causata dalla presenza di micrometastasi che non si è riusciti a eliminare con l'intervento chirurgico o con l'eventuale terapia farmacologica.

C'è chi trova rapidamente un nuovo equilibrio nello stato di «malato»: è il caso di Hans Castorp, protagonista del romanzo *La montagna incantata* di Thomas Mann, pubblicato nel 1924 e ambientato in un sanatorio svizzero, il Berghof di Davos. Hans vi giunge per far visita a un cugino malato di tubercolosi, ma prima della ripartenza viene visitato per una leggera infezione bronchiale e persuaso a rimanere. Anche lui ha la tubercolosi, che lo tratterrà lontano dalla vita attiva per sette anni.

Hans è il tipico tedesco settentrionale, un solido e rispettabile borghese, dotato di curiosità spirituali e intellettualmente aperto all'avventura. A contatto con il microcosmo del sanatorio il suo carattere subisce un'evoluzione: l'uomo passa attraverso la malattia, l'amore, il razionalismo, il pessimismo irrazionale, la gioia di vivere, fino a trovare un proprio equilibrio e, uscendo, decide di arruolarsi nell'esercito e partecipare agli eventi bellici della Prima guerra mondiale.

Hans Castorp prende la malattia «con filosofia», nel vero senso del termine: durante la lunga permanenza, avrà modo di conoscere pensatori e filosofi, anch'essi degenti del sanatorio, che segneranno la sua storia personale in modo profondo, più della malattia stessa, restituendo al mondo dei sani un personaggio nuovo, diverso.

L'adattamento non è una fase semplice, né avviene in modo automatico. Molte persone ammettono di non aver voglia di uscire, di non gradire la compagnia degli amici, di far fatica a lavorare anche quando sono nelle condizioni di farlo, di essere di cattivo umore, di piangere con facilità, di sentirsi senza speranza.

La difficoltà di adattamento è percepita in modo più acuto all'inizio, ma può protrarsi anche nel tempo, diventando cronica. Per evitare che accada, è necessario usare le risorse più efficaci per trasformare il cambiamento da traumatico a costruttivo: tra queste vi è la resilienza[16], che in psicologia è l'abilità di far fronte a eventi stressanti e reagire positivamente alla vita. Le persone resilienti sono in grado di resistere senza farsi schiacciare dalle avversità, e non solo: sono anche capaci di utilizzare nuove energie, scoprire una nuova forza per superare i momenti difficili.

La resilienza è frutto di un percorso personale che deriva dalle esperienze e predisposizioni individuali, da ciò che si è appreso nella vita e dipende, anche, dai tratti della personalità. Per mettere in atto la resilienza è necessario cambiare la concezione di sé, degli altri e del mondo, ma questo non significa assumere un atteggiamento eccessivamente ottimistico: basta essere realistici per adattarsi alla realtà in maniera consapevole. Non tutte le persone riescono a mostrarsi resilienti[17] e

[16] La resilienza, nelle scienze fisiche e naturali, è la proprietà che alcuni materiali hanno di resistere e mantenere la propria struttura anche quando sono sottoposti a stress, come il modellamento o un'alterazione.

[17] Se per alcune persone la risposta resiliente a eventi negativi si attiva in maniera quasi automatica, altre non riescono a mettere in pratica i meccanismi di resilienza a causa della scarsa opinione che hanno di sé («sono un fallito», «non ci riesco» eccetera), della considerazione che hanno degli altri («gli altri riescono e io no»,

nemmeno lo sono allo stesso modo, ma ci si può sempre allenare per migliorare e poterne usufruire quando ce ne fosse bisogno: un modo per promuovere la resilienza consiste nello sviluppare la capacità di concentrarsi sul presente e di «staccarsi» dai propri pensieri, osservandoli senza giudicarli, ma considerandoli solo per quello che sono, cioè prodotti della mente.

Dopo l'accettazione e l'adattamento, si può essere pronti per il cambiamento, una delle sfide più significative da affrontare durante il percorso oncologico.

Molti pazienti vogliono tornare la persona che erano prima della malattia ma questo, talvolta, non è nemmeno possibile, per tanti motivi: perché vi sono segni che rimangono sul corpo a causa della malattia, perché ci si deve adattare a nuovi tempi dettati da controlli medici ripetuti o da trattamenti preventivi, perché l'umore può essere mutevole anche per lungo tempo, dal momento che, come diceva ancora il professor Umberto Veronesi, il tumore guarisce prima nel corpo che nella mente di chi ne è colpito[18].

«gli altri sono migliori» eccetera) e della concezione dell'ambiente circostante, spesso visto come un luogo pericoloso, imprevedibile e pieno di insidie e problemi.

[18] Secondo una ricerca condotta dall'Istituto dei Tumori di Aviano, il 25-30% degli intervistati sarebbe affetto da «trauma cronico»: sono quindi in remissione della malattia, ma non ne sono liberi psicologicamente. Percepiscono sintomi sospetti, sono preoccupati, hanno flashback dei periodi peggiori attraversati.
Nei lungosopravviventi sono state riscontrate ripercussioni nella zona cerebrale deputata al linguaggio, appaiono variate le funzioni della corteccia orbito-frontale, dell'amigdala, che è il centro di elaborazione delle emozioni, e di altre aree. Le conseguenze della

Contrastare il cambiamento non è fruttuoso, anzi, può risultare faticoso e frustrante, invece questo evento della vita può essere vissuto come opportunità di un'evoluzione personale, rappresentare il motore di un nuovo inizio che può persino portare a una vita migliore, più consapevole, più vissuta. L'accettazione del cambiamento, che comprende anche la consapevolezza che la vita post-malattia potrebbe essere diversa, è cruciale per raggiungere un nuovo benessere.

Il percorso emotivo durante l'esperienza oncologica è un viaggio complesso che coinvolge tantissime emozioni: dalla paura, dettata dalla perdita della convinzione di invulnerabilità e immortalità che caratterizza la maggior parte delle persone, alla tristezza per ciò che si teme perduto per sempre, alla rabbia, perché non ci si sente pronti né meritevoli di soffrire. Ogni emozione ha un compito, va accettata senza opporvi eccessiva resistenza, va «guardata» dalla giusta distanza per consentirne l'elaborazione.

Affrontare apertamente le sfide emotive fin dalle fasi iniziali è fondamentale per rendere l'esperienza della malattia più sopportabile, condivisa, superabile, atteggiamento ancor più necessario oggi che la ricerca scientifica ha compiuto passi da gigante e le prospettive di guarigione e/o di convivenza attenta ma pacifica con la malattia sono cresciute in modo esponenziale.

malattia sul benessere psicologico sono molteplici, ma si attenuano con il tempo e con il supporto psicologico degli specialisti.

Tornando ancora al «viaggio interiore» di Hans Castorp de *La montagna incantata*, ecco le sue incisive parole dopo un sogno che si trasforma in incubo in un momento di riposo forzato a causa di una nevicata che l'aveva sorpreso e bloccato durante una passeggiata in montagna: «Per rispetto alla bontà e all'amore l'uomo ha l'obbligo di non cedere alla morte il dominio sui propri pensieri». Anziché lasciarsi andare, perdersi, assecondando il principio di assideramento che lo sta cogliendo, Hans sceglie la vita: «Su, su! Aprire gli occhi! Sono tue queste membra, queste gambe nella neve. Devi contarle e alzarti. Guarda!… Il tempo è bello». Il corpo di Hans segue la sua mente: il giovane si rialza, scende a valle, rientra al Berghof e a cena «mangiò come un lupo» scrive Thomas Mann anche perché «… quanto aveva sognato stava già impallidendo».

# 4

# Vivere con la malattia, ma vivere a lungo

Più di tre milioni e mezzo di italiani sono in vita dopo un tumore, dimostrando che non è più un male totalmente incurabile e che chi si ammala ha buone probabilità di sconfiggere il cancro.

Questo numero è stato calcolato in base a quanto sopravvivono in media i pazienti con determinate caratteristiche al momento della diagnosi, ad esempio quanti sono ancora in vita dopo cinque anni dalla diagnosi di un tumore alla mammella.

Un dato rilevante e in costante aumento, che rappresenta la conferma non solo dell'accresciuta importanza della diagnosi precoce nella vita delle persone e delle famiglie[19] promossa dai programmi di screening offerti alla popolazione per alcuni tipi di tumore, e inoltre da molte realtà che si occupano di oncologia, ma anche dei notevoli passi avanti condotti dalla ricer-

[19] Di prevenzione si parlerà più dettagliatamente nella seconda parte di questo libro.

ca per quel che riguarda le cure dei tumori (oggi sono disponibili terapie innovative sempre più mirate ed efficaci, personalizzate e meno invasive anche dal punto di vista degli effetti collaterali) e, in ultimo, della qualità dell'assistenza ai malati, anche questa cresciuta in modo considerevole.

Sopravvivere al tumore e guarire, però, non sempre sono concetti sovrapponibili.

## *Cosa significa guarire?*

Per molte forme di tumore si parla di guarigione dopo cinque anni dalla fine delle cure senza che la malattia torni a manifestarsi[20]. In Italia, oggi, il 24% circa delle persone che hanno avuto un tumore ha ricevuto la diagnosi più di quindici anni fa e sono considerate guarite (si tratta di circa un milione di ex malati). Alcuni tumori, in particolare, hanno una sopravvivenza a cinque anni dalla diagnosi molto incoraggiante: tra questi, alcune forme molto comuni, come il tumore al seno (88%), al testicolo e alla prostata (oltre il 90%),

[20] EUROCARE (EUROpean CAncer REgistry) è il più ampio progetto di ricerca collaborativa sulla sopravvivenza del cancro basata sulla popolazione in Europa. È iniziato nel 1989 su iniziativa di due istituti di ricerca italiani: l'Istituto Nazionale dei Tumori di Milano e l'Istituto Superiore di Sanità di Roma. Secondo EUROCARE 6, l'Italia è tra i Paesi dove, a cinque anni dalla diagnosi di un tumore, si sopravvive di più. Le differenze maggiori si osservano per i tumori dello stomaco, del rene, della prostata, del colon e della mammella.

ma non solo. Chi sopravvive a cinque anni dalla diagnosi di tumori come quello al testicolo, alla tiroide, il melanoma, i linfomi di Hodgkin e, in misura minore, il colon-retto ha ormai prospettive di sopravvivenza vicine a quelle della popolazione che non è mai stato colpito da quelle neoplasie.

Queste persone, ex malati, ormai libere da qualsiasi trattamento antitumorale, possono considerarsi guarite?

Sì, anche se non è possibile sapere se la malattia non si ripresenterà in futuro: per questo esistono, ad esempio, programmi di prevenzione terziaria, l'insieme di attività e interventi finalizzati a contenere e controllare gli esiti complessi di una patologia, seguiti da pazienti ed ex pazienti.

I ricercatori stanno lavorando per dare risposte sempre più focalizzate sul delicato tema della guarigione. A oggi hanno individuato due indicatori per stimarla: si tratta della probabilità di guarigione e del tempo di guarigione.

Il primo rappresenta la percentuale di nuovi pazienti (al momento della diagnosi) che nel tempo raggiungeranno lo stesso tasso di mortalità delle persone non affette da tumore con le stesse caratteristiche (sesso ed età): la guarigione si riferisce ovviamente solo alla malattia originaria, indipendentemente da qualsiasi potenziale o presente disabilità o dagli effetti collaterali del trattamento. Le probabilità di ripresa definitiva dipendono dalla tipologia di tumore: quelle più elevate si riscontrano per le diagnosi di tumore del testicolo (nel

94% dei casi) e della tiroide (87% per le donne e 70% per gli uomini), di melanoma cutaneo (86% nelle donne e 76% negli uomini) e di tumore dell'endometrio (76%). Le probabilità di guarire sono più basse, ma comunque superiori al 60%, per i pazienti con tumore della mammella, della cervice uterina, della prostata e con linfomi di Hodgkin.

Il secondo è il numero di anni necessari dopo la diagnosi affinché diventi trascurabile l'eccesso di mortalità dovuto al tumore: a quel punto una persona affetta da tumore raggiunge la stessa attesa di vita della popolazione generale.

Il tempo per la guarigione è inferiore ai cinque anni nel caso di tumore della tiroide, del testicolo e di linfomi di Hodgkin; e a dieci anni nel caso di tumore della cervice uterina, del colon-retto e del melanoma. Per alcuni tumori frequenti, come mammella, prostata e vescica, un certo eccesso di rischio che la malattia si ripresenti, sebbene esiguo, si mantiene più a lungo (oltre quindici anni). Da notare, però, che solo un terzo delle donne con tumore della mammella e degli uomini con tumore della prostata per i ricercatori morirà a causa di quel tumore. Per i pazienti con tumori del rene, linfomi non-Hodgkin (soprattutto i linfomi a grandi cellule B o follicolari), mielomi e leucemie, in particolare per le varianti croniche, la malattia si «cronicizza» e il rischio, sebbene modesto, permane anche a lungo termine (oltre quindici anni dopo la diagnosi).

## *Cosa vuol dire sentirsi guariti?*

È la domanda che si è posta Gaia Rayneri nel testo autobiografico scritto nel 2022, *Un libro di guarigione*. Gaia ha 24 anni, è indipendente economicamente, vive da sola e il suo futuro sembra splendere di luminose promesse. Ma improvvisamente scende un'oscurità che la opprime, togliendole la voglia di lavorare, di vedere persone, perfino di uscire di casa. Dopo una visita con uno psichiatra, arriva il responso: ha un «disturbo borderline di personalità». La diagnosi, dapprima accolta come promessa di cura, diventa una prigione, assieme al suo cammino codificato, fatto di sedute di terapia, di psicofarmaci, di test periodici. Per un fine che non sembra essere lo «stare bene» ma lo «stare meno peggio». Ecco cosa scrive nel prologo, una riflessione che parla di malattia e di guarigione, con l'obiettivo di trasformare il dolore in speranza.

«Voglio condividere la felicità che ho imparato, perché è la cosa più preziosa che ho. Solo pochi anni fa, una psicoterapeuta mi ribadiva: "Lei è come una persona disabile, senza braccia e senza gambe, alla quale viene chiesto di giocare una vita normale. È come uno che non mangia e non beve da una settimana, ma deve correre una maratona alle Olimpiadi". La mia "guarigione" veniva data per poco probabile, e riguardo alla mia felicità futura si poteva al massimo parlare di "remissione dei sintomi" o del loro "contenimento". Oggi sono una persona felice, ho incontrato un amore che auguro a chiunque, ho un lavoro che mi appassiona, molti amici e molti interessi: così tanti che mi chiedo se avrò tempo per coltivarli tutti... Soffro anche, come tutti. Ma quando soffro, mi sembra di soffrire in modo più felice rispetto a prima, perché anche il dolore ha trovato il suo posto. Fino al momento in cui non si è espresso in me il desiderio di scrivere questo libro, il passaggio da uno stato così vuoto a uno così pieno mi sembrava un *Kōan* un'affermazione o domanda paradossale utilizzata nel Buddismo [N.d.R.] misterioso: uno di quegli interrogativi che rimbalzano in testa con assurdità. Se poi si poteva stare così bene, perché era stato necessario attraversare, o persino creare tutto quel dolore? Ora comincio a sentire che questo libro è anche, a un altro livello, la storia del dolore che ho dovuto attraversare per scriverlo... Questo è un libro di guarigione. L'unico prerequisito necessario alla lettura è quello di essere umani: e come tali aver provato dolore, ogni tanto o tutti i giorni. E desiderare di essere felici, o più felici. Non si tratta di uno sfogo, né del racconto di una depressione. Voglio parlare di felicità, della guarigione dal dolore.»

Gaia è sopravvissuta a una diagnosi che sembrava portarla in un altro mondo, fuori da sé: ha trovato la forza per cercare altre strade, per capire cosa significhi guarire. Lo stesso percorso auspicabile a tanti malati, compresi coloro che sono segnati dal cancro.

## *Dimenticare per sempre la definizione di «survivors»*

Per un lungo periodo i malati di tumore che superavano la malattia sono stati definiti «sopravvissuti»[21]. Il termine «sopravvissuto» fa riferimento alla sofferenza provata per superarlo e alla resilienza manifestata rispetto ai cambiamenti drastici intervenuti dal giorno della diagnosi, indipendentemente da quando sia stata formulata, ma non è un termine gradito ai pazienti nel momento in cui stanno cercando di elaborare l'esperienza per considerarla solo una parte della loro vita.

In uno studio nel Regno Unito, a quaranta malati con diagnosi di cancro al seno, al colon o alla prostata da almeno cinque anni è stato chiesto se si ritenessero «sopravvissuti». La maggioranza sosteneva di non considerarsi tali, in quanto il termine implicava un alto rischio di morte e li faceva sentire legati a un'identità che non li descriveva con precisione; l'impiego di quella definizione, poi, suggeriva che un buon risultato terapeutico potesse dipendere dalle caratteristiche individuali. Altri percepivano il termine come eccessivamente eroico e carico di enfasi, irrispettoso nei confronti di coloro che stavano continuando a lottare contro il cancro o che purtroppo non ce l'avevano fatta.

Un altro concetto simile a sopravvivenza è «lungovi-

[21] Secondo la National Coalition for Cancer Survivorship (NCCS), negli Stati Uniti ogni individuo con diagnosi di cancro è considerato «un sopravvissuto» e lo è «dal momento della sua diagnosi». Per la sua condizione attraversa diverse «stagioni della sopravvivenza» in un *continuum* esperienziale.

venza» – che può essere tradotto con la perifrasi «vivere con e oltre il cancro» –, in grado di descrivere meglio la tendenza alla cronicizzazione della malattia, uno dei grandi traguardi della medicina oncologica. «Cronicizzare la malattia» non significa, nella maggioranza dei casi, guarire il tumore, ma controllarlo per un lungo periodo di tempo, mantenendo una qualità e un'aspettativa di vita accettabili.

### *Cos'è cambiato nell'approccio al paziente*

Negli ultimi anni sono stati tanti i progressi nelle tecniche di diagnosi, nella chirurgia (sempre più conservativa) e nella radioterapia (più precisa e meno gravata da effetti collaterali o da conseguenze dannose a breve e medio termine). Anche le terapie mediche, somministrate sia in fase iniziale che in stadio più avanzato, hanno contribuito a ridurre le recidive e hanno aumentato i tempi di sopravvivenza persino nei pazienti con metastasi in organi lontani da quello in cui si è sviluppato il tumore originario, favorendo in molti casi una stabilizzazione e cronicizzazione del tumore per anni. La chemioterapia è più «dolce» rispetto al passato, soprattutto perché a disposizione ci sono ormai trattamenti complementari che ne riducono in maniera rilevante gli effetti collaterali (come la nausea), oltre ad avere nuovi farmaci chemioterapici più efficaci e meno tossici.

Le terapie mirate hanno posto le basi dell'oncologia di precisione: la loro azione è indirizzata in modo specifico contro il bersaglio molecolare cui sono dirette, ed è somministrata soltanto ai pazienti che presentano specifiche alterazioni molecolari, evitando così inutili tossicità. L'altro settore di grande sviluppo nel trattamento dei tumori è rappresentato dall'immunoncologia: oggi ci sono farmaci capaci di stimolare la reazione immunitaria dell'organismo contro il tumore rimuovendo gli ostacoli e i blocchi alla risposta immunitaria che lo stesso tumore mette in atto a propria difesa. Questi nuovi trattamenti stanno cambiando positivamente la storia naturale e l'evoluzione di molti tumori, consentendo a un numero sempre crescente di pazienti di convivere con la malattia, prospettiva impensabile fino a pochi anni fa.

A quel punto il tumore è trattato come una patologia cronica: richiede trattamenti specifici, controlli e visite regolari che però, in tanti casi, non impediscono alle persone di condurre una vita molto vicina alla normalità.

Una malattia lunga, che cambia la vita, non può però fermare la vita.

Questa è la sintesi del film *Quasi amici*, diretto da Olivier Nakache e Éric Toledano, uscito nel 2011. Ispirato a una storia vera, quella del tetraplegico Philippe Pozzo di Borgo e del suo badante Abdel Yasmin Sellou (infatti la pellicola si conclude con le immagini dei veri protagonisti), racconta la storia di Driss, un giovane senegalese che, dopo essere stato in prigione, è in cerca di firme per attestare le sue partecipazioni a diversi colloqui di lavoro e continuare così a ricevere i benefici assistenziali per sé e la sua grande famiglia, e di Philippe, ricco tetraplegico in cerca di un badante. Driss si presenta da Philippe e, inaspettatamente, invece, viene assunto. Inizialmente Driss è svogliato e poco interessato al lavoro, ma in breve iniziano a instaurare un buon rapporto: Driss si pone verso Philippe senza preconcetti, a differenza di tutti gli altri, facendogli dimenticare il suo problema fisico. I due trascorrono tanto tempo insieme, e tra loro si instaura una certa complicità: Philippe confida a Driss di essere diventato tetraplegico dopo un incidente occorso mentre faceva parapendio, e che lui e sua moglie, nel frattempo morta di tumore, non potevano avere figli e per questo avevano adottato una bambina, Elisa, con cui non ha quasi più rapporti. Philippe ha anche una relazione epistolare con Éléonore, alla quale non ha mai voluto mostrarsi, temendo che il suo stato fisico possa spaventarla. Driss però lo sprona a non avere paura ma stima di sé.

Philippe, a sua volta, insegna a Driss ad apprezzare la musica classica e lo spinge a coltivare la sua vena artistica nell'ambito della pittura astratta, riuscendo a vendere un quadro a un amico per una bella somma. I due diventano così «quasi amici».

La vita va avanti, deve andare avanti anche se le prospettive della guarigione completa sembrano lontane, o addirittura nulle, come per Philippe.

Vero è che, al di là delle nomenclature, una volta superata la fase acuta della patologia, i malati devono affrontare tanto altro: gli eventuali cambiamenti del corpo dettati dalle terapie, la difficoltà di rientrare al lavoro, magari dopo lungo tempo e dopo avere cambiato completamente il ritmo della propria vita, il bisogno di riannodare una vita intima con il partner, il desiderio di avere figli, messo da parte a causa della malattia.

# 5
# La vita «dopo»

Numerose neoplasie oggi sono curabili o possono essere tenute sotto controllo per lunghissimo tempo. Le preoccupazioni che provano molte persone riguardano soprattutto il «dopo»: ci si interroga sulla capacità o meno di svolgere le attività quotidiane come un tempo, sulla possibilità che la malattia, che per un determinato lasso di tempo è sempre da tenere sotto controllo, possa tornare, portare dolore e turbare, ancora una volta, la serenità familiare, sull'impatto a medio-lungo termine delle terapie sul corpo. Questo stato di incertezza alimenta ansie, fantasie, proiezioni, e influenza significativamente l'esperienza personale della malattia e la relazione con gli altri: per questo va affrontato nel modo giusto e, possibilmente, condiviso con chi è in grado di aiutare/sostenere nel percorso.

## *Dopo le cure, i segni del corpo*

Se un tempo i trattamenti oncologici classici, e praticamente gli unici considerati davvero efficaci, erano la chemioterapia e la radioterapia, oggi i medici hanno a disposizione numerose risorse, anche molto differenti tra loro, e sempre meno impattanti sul corpo del malato. La stessa chemioterapia, che tradizionalmente poteva portare alla perdita dei capelli, ora può essere personalizzata in modo che questo non si verifichi. Vero è che gli effetti dei trattamenti in molti casi sono ancora presenti, e possono comparire in momenti diversi della cura: durante o appena terminato il trattamento (*tardivi*), oppure molto tempo dopo la sua conclusione (*a lungo termine*), e durare a lungo.

Alcuni effetti possono alterare per sempre la vita di una persona: ad esempio, la menopausa indotta in caso di tumore al seno[22] in giovani donne che vogliono vivere ancora una vita piena, anche dal punto di vista sessuale e procreativo, può mandare in crisi importanti progetti personali e di coppia; i cambiamenti cosiddetti «funzionali», come l'incontinenza, l'osteoporosi, l'artrite, che si presentano dopo la malattia, rappresentano condizionamenti difficili da accettare e superare. Eppure è necessario fare questo passaggio perché possa avvenire un adattamento reale, costruttivo alla nuova condizione, e si possa ristrutturare una vita che tenga conto dei cambiamenti avvenuti come parte insostituibile del presente e del futuro.

[22] La menopausa indotta per il tumore al seno è una pratica medica che si avvale dell'ormonoterapia, ossia di strategie per bloccare temporaneamente o permanentemente l'attività ovarica. Questa procedura è indicata per le donne giovani che non siano ancora arrivate alla menopausa fisiologica.

Anche la percezione dei segni «visibili» della malattia, come cicatrici, cambiamenti della pelle e perdita di capelli, varia notevolmente in chi si ammala. Alcuni li vivono come ricordi costanti della malattia, e questo atteggiamento, seppur comprensibile, non aiuta a superarli. La cicatrice può essere considerata simbolo di vulnerabilità e di una vita segnata da quell'esperienza dolorosa, perché fuori dagli standard estetici socialmente accettati. Ma c'è anche chi interpreta questi segni come simboli di forza e resilienza: allora la cicatrice diventa un emblema del percorso affrontato e superato. La capacità di trasformare i segni in simboli positivi influenza profondamente il benessere emotivo e relazionale di chi si è ammalato.

In sintesi, l'impatto dei trattamenti può variare molto da un paziente all'altro, sia a livello fisico che emotivo, e così gli effetti collaterali dei trattamenti possono essere vissuti come «un peso» difficile da tollerare, un intralcio all'idea di guarigione, un ricordo costante della condizione di malattia: per questo, tutta la fase di cura, che talvolta può richiedere tempi più dilatati di quanto desiderato, necessita di un'attenzione particolare da parte di medici, psicologi, caregiver, familiari e, prima di tutto, da parte degli stessi pazienti.

## *Dopo le cure, il ritorno al lavoro*

Il rientro al lavoro dopo una diagnosi di cancro rappresenta una tappa cruciale nel percorso di guarigione e nella riappropriazione della propria identità. A due anni dalla diagnosi, tra l'80% e il 90% delle persone che si sono ammalate di tumore torna al lavoro, percentuale che si abbassa notevolmente nei primi sei-dodici mesi, durante i quali solo il 25-30% riesce a reinserirsi nel contesto lavorativo.

Recuperare una dimensione professionale non può essere considerata solo una mera questione pratica, dettata dalla necessità di essere di nuovo fonte di reddito per sé o per una famiglia, o dall'impossibilità di protrarre ulteriormente i congedi per malattia nella realtà in cui si opera: ha un significato molto più profondo a tanti altri livelli, non ultimi quello sociale e psicologico.

La diagnosi di tumore scuote gli equilibri della vita quotidiana: talvolta è l'identità stessa della persona a soffrirne dato che, per un periodo talvolta abbastanza lungo, quest'ultima deve assumere e vivere forzatamente il ruolo di malato prima di qualsiasi altro.

Il ritorno al lavoro diventa quindi un passo fondamentale per ripristinare la normalità, riacquistare il controllo della propria vita, affrontare la malattia come individui attivi e resilienti, ma non per tutti è un passo facile da compiere. Alcune sfide che affronta chi rientra sono connesse agli effetti collaterali delle cure: ci si può sentire stanchi, anche più del solito, sintomo che è definito dai medici «astenia», ovvero una riduzione dell'energia della persona, oppure più affaticati a livello mentale, perché si fa maggiormente fatica a concentrarsi e a essere produttivi come un tempo[23]. Per questo

[23] Questa difficoltà corrisponde nella maggior parte dei casi alla cosiddetta «nebbia mentale», meglio descritta col termine medico «offuscamento della coscienza»: si verifica quando una persona è

il ritorno al lavoro non è solo una questione individuale, ma deve coinvolgere attivamente anche il contesto lavorativo: le difficoltà del post-malattia richiedono una comprensione e un supporto particolari da parte dei datori di lavoro e dei colleghi.

Questo tema è collegato alla sensazione di libertà e/o al desiderio di comunicare apertamente la propria malattia anche nell'ambito professionale. Molte persone esitano a farlo a causa delle preoccupazioni riguardanti le reazioni dei colleghi, al timore di essere considerati «diversi», meno performanti di prima, meno utili all'azienda/impresa: può accadere che un'ammissione di vulnerabilità possa essere percepita come un segno di debolezza da parte degli altri per tanti motivi, tra cui l'incapacità/impreparazione a relazionarsi con chi ha vissuto l'esperienza del cancro. Questo timore è più spesso un blocco mentale di chi si è ammalato, che si percepisce più fragile e crede che la sua inattesa fragilità sia visibile a tutti.

È fondamentale quindi che la collettività riconosca e accetti la complessità delle esperienze umane, compresa quella della malattia e della guarigione. Ed è altrettanto fondamentale che si diffonda ancora di più una cultura della comprensione e dell'inclusione in ogni ambito, anche quello professionale e lavorativo, per aiutare chi è

leggermente meno sveglia o consapevole del normale, perde consapevolezza del tempo o di ciò che la circonda, trova difficile prestare attenzione e si sente apatica e inerte. Le persone descrivono questa sensazione soggettiva come se la loro mente fosse «nebbiosa», da qui il termine comunemente usato.

guarito a superare le barriere psicologiche e fisiche che possono limitarne il ritorno a una vita piena.

Solo riacquistando fiducia si può tornare a essere «quelli di prima, anche meglio di prima».

Questa è l'esperienza, ad esempio, del giocatore di basket Achille Polonara, in forza alla Virtus Bologna, una delle squadre più quotate del campionato italiano. A ottobre 2023, grazie alle visite mediche connesse alla sua attività, ha scoperto un tumore ai testicoli: è stato operato rapidamente e trattato con chemioterapia, che ha causato anche la caduta completa dei capelli.

«È stata una bella botta. In 32 anni non avevo mai subito nessuna operazione, avevo frequentato poco gli ospedali. Quando mi hanno diagnosticato il tumore mi ha preso un colpo, però in questi casi devi affrontare il problema con massima positività e mentalmente non devi farti travolgere, ma cercare di sconfiggerlo andando avanti positivamente. Passata l'operazione pensavo che il peggio fosse alle spalle, ma invece bisognava aspettare anche il risultato della TAC, in cui si sarebbe scoperto se il tumore si fosse fermato o avesse intaccato altro. Fortunatamente è andato bene anche quel controllo. Ora devo fare due visite all'anno per accertare che tutto sia posto.»

Fondamentale, oltre al sostegno di medici, familiari e amici, è stata la vicinanza costante della sua squadra e dei tifosi che gli hanno consentito, passo dopo passo, di riprendere con forza e grande impegno mentale e fisico gli allenamenti, e di tornare a partecipare alle partite, comprese quelle della Nazionale italiana di basket.

È indubbio, quindi, che il ritorno al lavoro offra benefici significativi per la qualità della vita e il benessere mentale di chi ha superato la fase acuta del tumore: la routine lavorativa contribuisce a distogliere l'attenzione dalla malattia, consente di sentirsi parte attiva della società, di esprimersi ed esprimere le proprie qualità e capacità, tutto questo possibilmente in un ambiente capace di cogliere e accogliere eventuali difficoltà e farsene carico, quando necessario.

## *Dopo le cure, il ritorno all'intimità*

La sessualità e l'amore sono due ulteriori sfide di non semplice gestione per chi ha vissuto un tumore e, più in generale, un ambito molto delicato durante tutto il percorso oncologico. I motivi sono molteplici.

La sensazione di «non essere più gli stessi» si riflette anche nella sfera intima: ci si può sentire meno attraenti o desiderabili, e questo può generare una distanza fisica ed emotiva con il partner. Può accadere anche che le terapie incidano negativamente, che cambi la libido, si attenui e si perda per un po' il desiderio fisiologico e altre questioni fisiche[24] che si aggiungono all'immagine alterata del corpo.

[24] Uomini e donne possono sperimentare problematiche specifiche. Le donne, spesso soggette a terapie ormonali indotte dalla menopausa, possono vivere cambiamenti significativi nella lubrificazione, nell'elasticità dei tessuti e nella sensibilità. Da parte maschile le sfide possono includere difficoltà di erezione e di altri problemi legati alle funzionalità del pene.

Preservare la qualità della vita intima è un obiettivo mai sottovalutato, anche da chi cura: alcuni pazienti evitano di toccare l'argomento temendo il giudizio dei professionisti, che potrebbero percepire le domande sulla sessualità come secondarie rispetto alla cura del tumore. È importante, invece, affrontare insieme agli specialisti il tema della sessualità fin dalle fasi iniziali, perché la malattia può avere impatti diretti e indiretti sulla vita intima dei pazienti. In questo modo gli specialisti sono in grado di aiutare attraverso quella che viene definita «istruzione preventiva»: informano sui possibili impatti delle terapie sulla sessualità prima che si presentino, così da ridurre l'ansia, preparare mentalmente le persone ad affrontare i cambiamenti qualora si verifichino e favorire una maggiore partecipazione nella gestione attiva della sessualità.

Un altro degli aspetti critici riguarda il senso di colpa: molte persone vivono un forte senso di colpa nel sentirsi inadeguate o nel percepire un cambiamento nei loro desideri. La consapevolezza che questi sentimenti sono comuni e che non c'è un modello unico di sessualità può aiutarli a liberarsi da sensi di colpa immotivati.

In tutte queste sfide, una buona comunicazione tra partner è cruciale: entrambi devono affrontare eventuali cambiamenti nelle dinamiche sessuali e lavorare insieme per superare le possibili difficoltà. La comprensione reciproca e l'apertura al dialogo sono risorse indispensabili per mantenere viva la connessione emotiva, ma ancora non basta: solo l'accettazione delle trasformazioni consente di intraprendere un percorso di riavvicinamento alla sessualità consapevole e adeguato.

Mai sottovalutare la forza dell'amore, collante perfetto tra due persone, capace di cambiare nome all'universo facendolo diventare «diverso». Questo il senso della poesia dello scrittore e giornalista Erri De Luca intitolata *Due*: percepire ancora tutto quell'amore può dare la forza necessaria per restare coppia anche nei momenti più difficili.

*Quando saremo due saremo veglia e sonno,*
*affonderemo nella stessa polpa*
*come il dente di latte e il suo secondo,*
*saremo due come sono le acque, le dolci e le salate,*
*come i cieli, del giorno e della notte,*
*due come sono i piedi, gli occhi, i reni,*
*come i tempi del battito*
*i colpi del respiro.*
*Quando saremo due non avremo metà*
*saremo un due che non si può dividere con niente.*
*Quando saremo due, nessuno sarà uno,*
*uno sarà l'uguale di nessuno*
*e l'unità consisterà nel due.*
*Quando saremo due*
*cambierà nome pure l'universo*
*diventerà diverso.*

## *Dopo le cure, la voglia di un figlio*

Quando si affrontano patologie importanti come quelle oncologiche, l'obiettivo principale è curare la malattia ma garantendo sempre e comunque la migliore qualità di vita possibile.

Tra gli aspetti che la medicina cerca di preservare oggi c'è anche il desiderio di procreare. Secondo gli ultimi dati, oltre a essere in aumento i casi di sopravvivenza al tumore, si è registrato un aumento delle diagnosi in persone più giovani[25]. Oltre il 3% dei casi riguarda persone con meno di 40 anni che desiderano, o potrebbero desiderare in futuro, diventare genitori. Procreare dopo avere avuto un tumore è possibile sia per le donne che per gli uomini, anche se è consigliabile affrontare questo tema prima di iniziare le cure oncologiche, così da sottoporsi a un percorso di preservazione della fertilità. Oggi questa prassi è una certezza per migliaia di donne che sono riuscite ad avere un figlio nonostante la malattia: nel caso non vi sia la reale possibilità di concepire, fatto che potrebbe mettere in discussione la progettualità della coppia e il concetto stesso di famiglia, la recente legi-

[25] Negli Stati Uniti, secondo i dati del SEER (Surveillance, Epidemiology, and End Results), i tassi di cancro diagnosticati sotto i 40 anni è cresciuto del 35% dal 1975 al 2019, mentre nel Regno Unito i dati del Cancer Research UK mostrano un aumento del 22% negli under 50 dall'inizio degli anni Novanta. A livello globale, l'analisi sull'incidenza di tumori nelle persone sotto i 50 anni mostrano che il tumore al seno è il più frequentemente diagnosticato, anche se i tassi dei tumori nasofaringeo e della prostata registrano una tendenza all'aumento più rapida tra il 1990 e il 2019. Sempre nel 2019, oltre al carcinoma mammario, il tumore del colon-retto e il tumore allo stomaco sono stati quelli con il carico di malattia più elevato, sebbene la loro incidenza vari ampiamente tra le diverse regioni.

slazione[26] offre una soluzione, consentendo alle donne guarite di adottare un bambino.

Le ripercussioni di una malattia come il tumore, che vanno dai cambiamenti nell'immagine di sé e del corpo all'impatto sulle dinamiche professionali, familiari e relazionali, rappresentano una sfida importante, ma sempre più accessibile.

La malattia non è e non può essere solo una questione di terapie e cure, va affrontata con il giusto approccio mentale, così che entri a far parte di un capitolo della propria vita e non diventi «l'unica storia» di una persona.

Un esempio eclatante di superamento difficile ma possibile è quello messo in atto dai protagonisti del film scritto e diretto da David O. Russell, *Il lato positivo*, adattamento cinematografico del romanzo *L'orlo argenteo delle nuvole*, di Matthew Quick. Il film racconta la storia di Pat Solitano (Bradley Cooper), un uomo che soffre di un disturbo bipolare mai diagnosticato, che esplode quando capisce che la moglie lo tradisce: l'amante finisce in ospedale colpito da Pat che, invece, viene rinchiuso in un ospedale psichiatrico. Dimesso anzitempo grazie all'intervento della madre, torna a vivere con i genitori e cerca di praticare il pensiero positivo per cambiare se stesso e recuperare la moglie, che

[26] Delle tematiche comprese nella legge sull'oblio oncologico, in vigore dal 2 gennaio 2024, si parlerà più approfonditamente nella seconda parte di questo libro.

non può vedere per ordine del giudice. Le buone intenzioni, però, non danno i risultati sperati fino a quando non incontra Tiffany (Jennifer Lawrence), giovane affetta anch'ella da un disturbo psichico a causa della morte del marito. Tiffany gli propone il suo aiuto, ma Pat dovrà fare qualcosa in cambio per lei: partecipare a un concorso di ballo. Le loro esistenze disastrate si trovano così a una svolta: i due affrontano la gara di ballo ritrovandosi coinvolti in un rapporto che va al di là della semplice amicizia. Il titolo originale del film è *The Silver Lining Playbook*, che tradotto alla lettera significherebbe «il libro degli schemi di gioco dalla fodera argentea». In realtà, fu il poeta inglese John Milton a coniare l'espressione *silver lining* nel suo testo *Comus*. Da allora, in inglese, è diventato proverbiale dire «every cloud has a silver lining» (ogni nuvola ha la sua fodera/il suo risvolto d'argento), per indicare che anche nelle difficoltà esiste sempre, appunto, un lato positivo. *Playbook* – che nello sport è il libro dove si segnano gli schemi di gioco – è il diario nel quale si appuntano tutte le esperienze drammatiche.

Nella vita il lato positivo esiste sempre, e va cercato in continuazione, anche nei momenti in cui sembra impossibile trovare uno spiraglio. Questo processo si può aiutare attraverso una buona comunicazione, a partire da quella messa in atto con i propri medici.

# 6
# Il ruolo indispensabile della comunicazione

Può succedere altro oltre a questo? Purtroppo, oltre alla malattia, può succedere anche di non riuscire a capirsi: non capire cosa dicono i medici, non instaurare una relazione complice, sincera, proficua con le persone care, non farsi capire, anche, per quel che riguarda i propri bisogni, le emozioni più intime, fatto che accade più spesso di quanto si immagini.

In ospedale si è lavorato tanto perché medici e pazienti riescano a parlare con semplicità e franchezza e a capirsi reciprocamente. E altrettanto è stato fatto per aprire un dialogo tra chi si ammala e chi «resta a guardare», ma anche a soffrire, spesso senza ricevere alcun sostegno emotivo.

In mezzo a tutto e a tutti, da diversi anni ci sono, in primis, gli specialisti in psiconcologia[27] che affiancano

[27] Si chiama così lo studio e la gestione degli aspetti psicologici e psichiatrici del cancro. La psiconcologia si occupa di gestire le risposte psicologiche dei pazienti alla malattia oncologica, in famiglia, nei clinici ma anche a livello sociale. È una materia multidisci-

le équipe in ospedale aiutandole a rapportarsi nel modo più efficace con i malati, i pazienti e i familiari in tutto il percorso della malattia e anche dopo, volendo, per favorire la consapevolezza sulle risorse di difesa personali e la loro messa in atto.

## *La comunicazione con chi è vicino*

Non basta avere un tumore per ricevere, automaticamente e senza farne richiesta, attenzioni, parole di conforto, soddisfazione di bisogni, giustamente tanti e nuovi, nel tempo e nella misura più consona. Nel film *Paradiso amaro* di Alexander Payne, del 2011, il protagonista, interpretato da George Clooney, dopo un incidente in barca della moglie, entrata in coma, scopre che la donna ha avuto per lungo tempo un amante. Il dolore per questa situazione – la coppia ha due figlie, una poco più che bambina, l'altra alla fine dell'adolescenza –, si mescola con la ricerca da parte del protagonista dell'uomo che ha fatto innamorare la moglie, in

plinare a cui afferiscono primariamente le culture di tipo psichiatrico e/o psicologico clinico, ma anche le importanti esperienze sul campo dell'oncologia medica, della chirurgia oncologica, della radio e della chemioterapia, della terapia del dolore e della riabilitazione. Quella psiconcologica è una presa in carico globale del paziente con tumore che va dalla valutazione psicologica prima della comunicazione della diagnosi, alla fase riabilitativa sino, ove purtroppo necessario, alla corretta gestione psicofisica del malato terminale. La psiconcologia è nata negli Stati Uniti durante gli anni Cinquanta. In Italia si è sviluppata a partire dal 1980.

un viaggio che, alla fine, non darà nemmeno soddisfazione, tranne quella, molto importante, di recuperare un rapporto stretto e affettuoso con le figlie. La malattia della moglie, irreversibile, non può e non riesce a interrompere la vita, ma la sconvolge: la figlia maggiore trova un fidanzato e parteggia per il padre nei confronti del rivale, gli screzi tra suoceri e protagonista non cambiano, semmai aumentano.

Le persone intorno a chi si ammala, dopo il primo, comprensibile shock, si adattano giorno dopo giorno, cercando di trovare un nuovo senso e un nuovo modo di essere e stare vicino a chi è in prima linea nel combattere il tumore.

Ammalarsi e farsi capire, trasmettendo con chiarezza e trasparenza incertezza, paura, anche rabbia per quel che sta accadendo, non è facile ma è necessario. Come scrive Annamaria Testa, grande esperta di comunicazione, nel libro intitolato, appunto, *Farsi capire*, «comunicare con qualcuno (nel senso di fargli, poi, capire il qualcosa che si vuole esprimere) è un risultato, non così naturale e automatico del processo, ed è connesso con le caratteristiche delle entità coinvolte e con quelle dell'ambiente. La differenza tra comunicare a qualcuno e comunicare con qualcuno è simile a quella che c'è (potete scoprirla in qualsiasi luna park) tra il fatto che una freccetta sia lanciata, il fatto che la freccetta arrivi a piantarsi su qualche superficie solida, il fatto che su un particolare pezzo di superficie solida sia dipinto un bersaglio, il fatto che questo venga centrato e il fatto che venga guadagnata in premio una bambolina».

Sono tanti i fattori che influenzano il percorso della freccetta nella sua avanzata verso un buon fine: ad esempio, il ruolo del malato/della malata nella vita delle persone vicine/care, perché non è nemmeno facile passare in pochissimo tempo da «solutori di problemi per tutti» o «eroi di casa» a persone «comuni», anzi, bisognose di particolare aiuto e sostegno.

Si innescano anche problemi di linguaggio: le parole del malato possono rassicurare sulla sua stabilità, sul suo ottimismo nei confronti delle cure, dell'evoluzione della sua patologia; il «non verbale», ovvero gesti e comportamenti, potrebbero magari raccontare tutt'altro. Anche in questa dinamica non è facile trovare «l'angolo giusto» per connettersi e aprire una nuova fase di dialogo più sincera senza ferire, far crollare certezze, cambiare totalmente il gioco delle parti.

In generale il livello di emozioni in circolo è altissimo: questo accade sempre quando si comunica, ancora di più quando interviene un evento traumatico, nuovo, al quale nessuno è preparato.

Cosa aspettarsi? Come agire?

## *Tumore: un problema «di famiglia»*

Secondo alcuni studi, una famiglia su quattro dovrà affrontare una diagnosi di tumore nel corso della vita. A questo si aggiungono le esperienze pregresse nella famiglia di origine e quelle vissute indirettamente con persone con le quali non si hanno particolari legami.

Il tumore è un evento che tutti conoscono, anche perché i media ne trattano quasi quotidianamente, ma che non è mai sentito come una patologia «comune»: è sempre un'eccezione capace di sconvolgere la vita, interrompere progetti, cambiare le priorità.

La malattia oncologica impatta sempre in modo molto pesante sulle dinamiche familiari. Alcuni pazienti tendono a trattenere le emozioni per proteggere i cari o per timore di essere giudicati, o si sentono più confidenti nello sminuire il problema. Altri entrano in un tunnel di dolore muto e non vogliono interferenze di alcun tipo, nemmeno in termini di conforto.

Anche i familiari e i partner subiscono emotivamente la diagnosi di tumore della persona cara[28] e, nella maggior parte dei casi, non sanno come agire, cosa dire. Spesso si attiva in modo naturale un atteggiamento di protezione che aumenta la vicinanza, tiene lontani i conflitti: le energie sono tutte dedicate al sostegno alla persona malata. È necessario, però, che questa vicinanza non diventi eccessiva, non si trasformi in iperprotezione: una continua attenzione e premura può risultare soffocante e limitare l'autonomia di chi si ammala, fino a spingere quest'ultimo ad allontanarsi, sentendosi ancora più malato di quanto in effetti sia. In altri casi an-

[28] Chi sta accanto alla persona malata di tumore subisce il contraccolpo psicologico della malattia e spesso vive, in qualche misura, un disagio o una vera sofferenza: si stima che circa il 30-40% dei familiari presenti un disturbo psicologico conclamato reattivo alla malattia oncologica di un membro della famiglia. I più esposti sono i caregiver, ovvero chi si occupa maggiormente dell'assistenza alla persona malata.

cora, invece, la reazione dei familiari è di distanziamento, di disimpegno o di delega della cura della persona colpita da patologia tumorale a qualcun altro: può accadere in situazioni già fragili emotivamente, e questa scelta può portare a distanziamenti persino incolmabili.

I familiari e i partner possono anche essere propensi a nascondere le loro emozioni, non mostrarsi tristi o preoccupati, simulando un forzato ottimismo, ma nemmeno questa strategia può risultare quella ottimale. I tentativi di sdrammatizzare possono essere vissuti come segnali di superficialità, di disinteresse o di scarsa comprensione della gravità del problema, anche se nascono con l'obiettivo opposto: maggiore è la preoccupazione e maggiore è il tentativo di dissimularla, pensando di fare il bene della persona malata.

Solo aprendo un canale di comunicazione sincera ed empatica è possibile provare a rafforzare i legami e facilitare il supporto reciproco.

Gli specialisti sono convinti che la partecipazione attiva della famiglia al percorso di cura sia cruciale nel processo di guarigione: per questo, quando possibile, si tende a coinvolgerla nelle decisioni che riguardano le cure e la si aiuta ad affrontare tutte le difficoltà che ne conseguono.

L'educazione della famiglia sulle sfide psicologiche affrontate dal proprio caro ammalato, infatti, può favorire maggiore comprensione e supporto e migliorare notevolmente la qualità della vita del paziente oncologico. Anche il coinvolgimento degli amici e della comunità è considerato un elemento importante: la creazione di reti di sostegno sociali può contribuire a mitigare l'isolamento emotivo che talvolta accompagna questa patologia.

Un artista che ha raccontato con lucida attenzione la malattia è stato il norvegese Edvard Munch.

Celebre per il famoso *Urlo*, che ne ha oscurato molti altri capolavori, non ha mai avuto paura di mostrare come il dolore impatti su chi si ammala, ma anche sulle persone vicine. È il caso del quadro *La fanciulla malata*, realizzato tra il 1885 e il 1886 ed esposto a Oslo. Il soggetto è autobiografico, in quanto la ragazzina ritratta è Sophie, la sorella maggiore del pittore, morta di tubercolosi nel 1877. Al centro della scena c'è Sophie di profilo, appoggiata sul cuscino del letto: accanto, una donna di cui non è dato vedere il volto le stringe le mani. Qui le due sofferenze non si incontrano negli sguardi, ma sono altrettanto presenti e drammatiche. L'intento di Munch infatti non è rendere realisticamente i corpi umani: vuole somiglino a spiriti, per accentuare la presenza della malattia, vera protagonista dell'opera che, inesorabilmente, cambia la vita di tutti.

La malattia per Munch è anche fonte di ispirazione creativa. Scrive: «Senza paura e malattia, non avrei mai potuto ottenere tutto quello che ho». Nonostante la sofferenza legata al ricovero in un ospedale psichiatrico e alla dipendenza dall'alcol, le esperienze difficili hanno contribuito fortemente alla sua formazione di artista.

Con questa frase lo stesso Munch riconosce che senza la paura e la malattia non sarebbe mai diventato un pittore di fama mondiale, una fama che dura nel tempo.

La malattia può avere risvolti impensabili: per superarla al meglio è fondamentale condividerla in modo chiaro ed efficiente con chi cura.

## *La comunicazione con chi cura*

Medici e operatori sanitari hanno un ruolo fondamentale nella vita dei pazienti oncologici, non solo perché si occupano della cura, ma perché seguono il loro percorso dall'inizio alla fine. Per questo, stabilire quasi subito una buona comunicazione è di grande aiuto a entrambi[29].

Uno dei primi temi affrontati nei colloqui con i pa-

[29] In ospedale si ha l'abitudine di usare parole che pochi sentono abitualmente, leggono e ancora meno usano. Farsi capire: obiettivo di medici e operatori; essere capiti: obiettivo di pazienti e familiari. Quindi, in sintesi, capirsi reciprocamente non è operazione immediata né facile. Il problema è che si tratta di comunicazione «diseguale», come la definiscono i linguisti, ovvero la comunicazione che avviene in certi ambienti, l'ospedale, appunto, ma anche la scuola, le caserme, in cui le persone non hanno (o non sentono di avere) lo stesso potere. In ospedale è naturale un'asimmetria di ruoli, che può portare a problemi di comunicazione, complicare il lavoro dei sanitari e la degenza dei pazienti. Di questo avviso è Lucia Fontanella, ex docente di Didattica dell'Italiano all'Università degli Studi di Torino, autrice del saggio autobiografico *La comunicazione diseguale*, nel quale fa un'analisi professionale, priva di risentimento sulla vita in ospedale, con l'intento di aiutare i sanitari a migliorarsi per rendere più accogliente, umanizzato e rispettoso quel mondo in cui malati e familiari si muovono a disagio, non potendo padroneggiare lo spazio, il tempo e il linguaggio che lo caratterizza.

zienti riguarda l'insorgenza della malattia: il tumore può essere causato da comportamenti scorretti dal punto di vista della salute, ma non solo. Sicuramente non è dovuto alla sfortuna, come alcuni malati invece pensano: gli specialisti si occupano di fare chiarezza sulle cause, delineare in modo semplice e il più possibile comprensibile la tipologia del tumore, quale può essere il percorso più adatto nelle fasi di approfondimento della diagnosi, cura e post-cura. Tutto questo in presenza, o meno, di altre persone, familiari o caregiver, se gradite al paziente, anche se la condivisione familiare è incoraggiata, se possibile, come efficace sostegno al paziente.

Nonostante vi siano ormai diversi protocolli standardizzati di cura per le varie forme di tumore, oggi i pazienti sono sempre più coinvolti nella scelta delle terapie, grazie anche alla possibilità di personalizzarle in base alle caratteristiche della malattia e della persona. In questo sono guidati dall'esperienza dei medici di riferimento, ma possono essere anche supportati da familiari e amici: ecco perché è così importante avere a fianco persone di fiducia con cui prendere le decisioni[30]. Non tutte sono scelte semplici, alcune vanno per-

[30] Nella vita quotidiana si prendono continuamente decisioni. In alcuni casi, le decisioni sono automatiche, mentre in altri può essere un processo più lungo, impegnativo e complesso. Di solito richiede la valutazione di almeno due opzioni che differiscono per diverse caratteristiche ed elementi. La selezione di un'opzione a scapito di un'altra richiede che la persona metta in atto una valutazione complessiva delle alternative, utilizzando specifiche modalità di ricerca ed elaborazione delle informazioni e strategie decisionali.

sino oltre la prospettiva medica: ad esempio, in alcuni casi di tumore al seno, intraprendere un determinato percorso di trattamento, la mastectomia oppure seguire solo la sorveglianza attiva, richiede un attento esame di vari aspetti personali. Una buona collaborazione tra paziente e team medico favorisce la conoscenza e la consapevolezza e porta a una «decisione partecipata»: un processo in cui paziente e medico scelgono insieme il percorso di cura più adatto, che integri anche bisogni e progetti personali.

Questo approccio riduce la *decision fatigue* (affaticamento decisionale)[31] in chi si ammala e aiuta i professionisti della salute nella gestione più adattiva della malattia: comprendere i fattori che stanno a monte di ogni scelta permette di evitare etichette di «giusto» o «sbagliato» e promuove una migliore comprensione dei processi decisionali.

Vero è che esistono situazioni in cui la scelta è limitata

Nella maggior parte dei casi, prendere decisioni significa ragionare in condizioni di incertezza: non si riesce a prevedere l'esito futuro delle possibili alternative a disposizione, ma nella migliore delle ipotesi solo a stimarne la probabilità.

[31] Secondo lo psicologo sociale Roy Baumeister, la capacità degli esseri umani di controllare il proprio comportamento non è illimitata, può andare incontro a esaurimento. In modo analogo alla fatica fisica, dopo uno sforzo, ogni scelta che la persona compie consuma una parte di risorse interne che non possono più essere utilizzate per processare le informazioni, ragionare sui problemi e, quindi, prendere decisioni. Man mano che compie scelte, la persona consuma le risorse che giornalmente ha a disposizione, arrivando a terminarle. In questo senso, quindi, la stanchezza derivante dal prendere decisioni assume il ruolo di indicatore che le risorse interne si stanno esaurendo.

e il trattamento da seguire è uno solo. Tuttavia, anche in questi casi, il paziente ha il diritto-dovere di comprendere bene tutte le implicazioni che quel trattamento avrà sul suo corpo, sulla sua vita e sulle aspettative future.

## *Connettersi, capire: le domande da fare al medico*

Ammalarsi di tumore è un evento traumatico che richiede, in alcuni momenti soprattutto, un livello di lucidità e attenzione non sempre possibili, anche se c'è in gioco il proprio presente-futuro: tra questi momenti vi sono quelli di confronto con i medici, durante i quali si viene a conoscenza di informazioni fondamentali sulla malattia e sulle fasi di cura.

Per aiutare le persone a usare gli incontri nel modo più fruttuoso possibile e, oltre a ricevere le informazioni necessarie, avere anche tutte le risposte sui eventuali dubbi, è stata messa a punto una serie di domande che il paziente e i familiari possono rivolgere all'oncologo. Qui una lista di alcune delle più frequenti.

*Il trattamento del cancro*

- Quali sono i modi per trattare il mio cancro?
- Quali sono i benefici e i rischi di ciascuno di questi trattamenti?
- Che trattamento mi consiglia? Perché pensa che sia meglio per me?
- Qual è l'obiettivo della terapia? Guarirmi dal tumore o tenerlo sotto controllo e alleviare i sintomi?

- Quando dovrò iniziare il trattamento?
- Avrò bisogno di essere in ospedale per farlo? In caso affermativo, per quanto tempo?
- Qual è la mia possibilità di recupero con questo trattamento, vale la pena di affrontarlo? La terapia aumenterà le mie possibilità di sopravvivenza?
- Quanto tempo ho per pensarci? Devo decidere oggi stesso?
- Secondo lei, qual è la migliore terapia per il mio caso?
- Come facciamo a sapere se il trattamento sta funzionando?
- Ci sono nuove ricerche e sperimentazioni che potrebbero fare al caso mio?
- Come faccio a sapere se esistono nuovi studi per il mio tipo di cancro?

*Come/dove assicurarsi le cure migliori*

- Lei è specializzato nel trattamento di un tumore come il mio, o avrò bisogno di uno specialista per il mio trattamento del cancro?
- Può aiutarmi a trovare un medico per avere un altro parere sul miglior piano terapeutico per me?

*La chirurgia*

- L'intervento chirurgico può essere un'opzione per me? Se è così, che tipo di operazione suggerisce?
- Quanto tempo dovrò rimanere in ospedale?
- Se ho dolore, come sarà controllato?

*Altri tipi di trattamento*

- Dove posso andare per il trattamento?
- Come viene somministrato il trattamento?
- Quanto tempo dura ogni sessione di trattamento?
- Quante sedute dovrò fare?
- Posso essere accompagnato da un familiare o un amico durante il trattamento?

*Gli effetti collaterali*

- Quali sono i possibili effetti collaterali del trattamento?
- Quali effetti collaterali posso avere durante o tra le mie sessioni di trattamento?
- Ci sono effetti duraturi del trattamento?
- Questo trattamento influenzerà la mia capacità di avere figli?
- È possibile che la terapia, o la malattia, riducano il mio desiderio sessuale?
- Come posso prevenire o trattare gli effetti collaterali?

*Le medicine*

- Ha bisogno di sapere le medicine che sto prendendo in questo momento?
- Dovrei dirle gli integratori alimentari (come vitamine, minerali, erbe o olio di pesce) che sto prendendo?
- Altri farmaci o integratori possono cambiare il modo in cui funziona il trattamento del cancro?

*Eventuali costi*

- Che spese dovrò sostenere durante tutto il trattamento (per esempio farmaci, chemioterapia...?)
- Avrò diritto a qualche indennità se non potrò lavorare? E i miei familiari, hanno permessi pagati al lavoro?

La relazione umana tra medico e paziente è un pilastro fondamentale per la buona riuscita di tutte le fasi della malattia: la comunicazione tra i due attori, infatti, può avere un impatto significativo sulla diagnosi, sul trattamento e, in generale, sulla gestione ottimale della malattia.

I medici stanno imparando sempre più ad ascoltare i loro pazienti per capirne i bisogni più intimi, assisterli nel modo più efficace, stabilire una relazione di fiducia e rispetto reciproco, fatto ancora più importante oggi che tutte le informazioni, anche quelle mediche, sono moltissime, sempre accessibili in rete e non tutte veritiere.

Attraverso la costruzione di un dialogo aperto, chiaro ed empatico cresce la cooperazione, i malati imparano a distinguere tra informazioni accurate e false, e sono più propensi a condividere preoccupazioni e dubbi, predisponendosi alla collaborazione virtuosa e alla partecipazione al processo di cura.

La pratica dell'ascolto attivo[32] dei medici oggi è faci-

[32] L'ascolto attivo non riguarda la mera attività del senso dell'udito, ma un insieme di tecniche e di atteggiamenti che rendono l'interlocutore veramente compreso e accettato. Grazie a queste qualità, la comunicazione si svolge in un clima in cui l'interlocu-

litata anche dalla messa a punto di strumenti di informazione relazionale che hanno il compito di accogliere direttamente le indicazioni/sensazioni vissute da chi è in cura.

## *Il punto di vista dei pazienti: i PROMs*

Sono chiamati così, PROMs (*Patient-Reported Outcome Measures*), alcuni questionari utilizzati per raccogliere e valutare una serie di informazioni sulla percezione personale della malattia o del trattamento di cura riportate direttamente dai pazienti senza alcuna interpretazione esterna. I PROMs, in sintesi, consentono di ascoltare la voce del paziente attraverso il monitoraggio dei *Patient-Reported Outcome* (PRO): il medico e il personale sanitario sono, così, in grado di tenere meglio sotto controllo tutte le fasi del percorso di cura.

Rientrano nei PRO dati precisi, affidabili, validi e riproducibili (coerenti con la definizione di strumento scientifico) su alcuni sintomi, limiti derivati dalle con-

tore si sente valorizzato e disposto a parlare, cosa che consente di andare oltre il significato semantico delle parole e comprendere i veri stati d'animo di chi parla.
Ascoltare attivamente significa non limitarsi all'interpretazione letterale del messaggio dell'interlocutore, ma andare oltre nel capire alcune sue affermazioni o i suoi comportamenti, vuol dire «leggere tra le righe», capire le emozioni che stanno dietro alcune frasi. L'ascolto attivo non significa concentrarsi solo su ciò che gli altri raccontano, ma dedicare realmente una sincera attenzione agli altri, accettando i loro punti di vista e dimostrando sincero interesse.

dizioni di salute, impatti negativi, cambiamenti, e quindi la valutazione sulla qualità della vita. Nella classificazione dei PRO sono compresi tutti quegli aspetti dell'esistenza umana che influenzano le condizioni di salute e/o ne sono influenzati.

I PRO vengono comunemente raccolti attraverso la compilazione da parte del paziente di questionari cartacei standardizzati e validati[33], o attraverso un'intervista diretta: possono avere un'applicazione generica oppure essere strutturati appositamente per indagare gli esiti di una determinata patologia.

Ecco alcuni dei concetti principali valutati nei PRO:

- Qualità della vita correlata alla salute. È uno dei PRO più importanti. Riporta la valutazione del paziente sulla condizione di salute e il suo trattamento, e l'influenza che quest'ultimo ha sulla sua vita quotidiana, includendo: funzione fisica, psicologica, sociale, emotiva, funzione del ruolo, benessere, vitalità, cura di se stessi, stato di salute eccetera.
- Funzionamento fisico. Indaga limitazioni fisiche e restrizioni delle attività che si è in grado di svolgere, che includono la cura di sé, la deambulazione, la mobilità, il sonno, il sesso, la disabilità.

[33] Massimo Di Maio (professore di Oncologia Medica, Università di Torino) è uno dei massimi studiosi sul tema. È stato il coordinatore del gruppo di esperti internazionali che ha dato vita alle prime linee guida sui *Patient-Reported Outcome Measures* pubblicate da «Annals of Oncology» nel 2022 (*The Role of Patient-Reported Outcome Measures in the continuum of Cancer Clinical Care: ESMO Clinical Practice Guideline*).

- Stato psicologico. Misura l'influsso positivo o negativo e la funzione cognitiva, tra cui alcune emozioni/alcuni stati d'animo come la collera, la prontezza, l'autostima, la sensazione di benessere, l'angoscia, la capacità di affrontare la situazione.
- Segni e sintomi. Qui si raccolgono i sintomi fisici e psicologici o le sensazioni non osservabili direttamente, tra cui il livello di energia, il senso di affaticamento, la presenza di nausea, l'irritabilità.
- Funzionamento a livello sociale. Lo strumento vuole comprendere le eventuali limitazioni nel lavoro o a scuola e la partecipazione alla vita in comunità vissute dal malato.
- Aderenza al trattamento. Si chiede al paziente di riferire osservazioni sull'uso dei trattamenti.
- Utilità: attraverso il questionario si vuole comprendere la capacità (percepita) di soddisfare bisogni o desideri.

Oltre ai PROMs vi sono i PREMs (*Patient-Reported Experience Measures*): in questo caso si tratta di strumenti (in genere questionari) che misurano la percezione dei pazienti rispetto alla loro esperienza durante la ricezione delle cure. Si indaga così la qualità dell'assistenza ricevuta, la comunicazione e la sua tempestività, il tempo trascorso in attesa di ricevere assistenza e la facilità nel potervi accedere.

I PROMs e i PREMs sono presenti anche in versione digitale. Grazie alle nuove tecnologie mobili, PROMs e PREMs sono somministrabili inoltre tramite smartphone e tablet.

La versione elettronica consente di ottimizzarne la somministrazione, dato che risulta più facile raggiungere e reclutare campioni specifici nella popolazione generale. Anche il processo di raccolta è più semplice, standardizzato e riproducibile: va tenuto conto, però, che non tutti i malati hanno familiarità con le nuove tecnologie e questo potrebbe aumentare il numero di non risposte al questionario.

## *PROMs e PREMs: perché sono importanti?*

Perché «guardano» la malattia con gli occhi del paziente: la sua prospettiva, il suo punto di vista costituiscono un elemento chiave in tutto il percorso. I pazienti forniscono informazioni che rappresentano indicatori unici e complementari per comprendere l'evoluzione del disturbo e l'eventuale efficacia del trattamento.

PROMs e PREMs sono quindi strumenti fondamentali nel processo di cura e nella ricerca clinica: i questionari raccolti vengono poi analizzati in studi clinici[34]

[34] Nella maggior parte dei casi, gli studi clinici sull'utilizzo dei PROMs si riferiscono a pazienti in fase attiva di trattamento oncologico che, a tutti gli effetti, rappresentano la maggior parte del carico di lavoro dei reparti di oncologia medica. Meno numerosi sono gli studi che valutano l'utilità di questi strumenti nelle fasi successive alla terapia, o in contesti particolari e delicati come il fine vita. In linea teorica sono utilizzabili e utili lungo tutto il *continuum* di cura del paziente oncologico, ma i dati oggi disponibili hanno permesso ai ricercatori di formulare raccomandazioni piuttosto precise soprattutto per pazienti in trattamento attivo.

con diversi obiettivi: ad esempio, valutare l'efficacia di un nuovo trattamento, oppure l'impatto di determinate cure sulla salute e sulla qualità di vita del malato, fatto che non potrebbe essere rilevato in altro modo, pur essendo un'informazione di grande valore per tutti, malati, medici, ricercatori.

Sia PROMs che PREMs non sono ancora utilizzati da tutte le strutture ospedaliere: il processo di adozione è in divenire, ma richiede integrazioni dal punto di vista tecnologico per passare dalla raccolta dei dati alla loro valutazione e restituzione in termini di azioni positive. Rappresentano il segnale evidente che il paziente è sempre più considerato prima di tutto come persona che come malato: un cambio di prospettiva che ha richiesto a medici e personale sanitario di separare la malattia dal malato che ne è affetto e tenere conto del suo «essere umano» con ragione, volontà, sentimenti e bisogni.

«Oggi non vogliamo più parlare di medicina dei malati o dei pazienti ma delle persone. Perché siamo una complessa unità di corpo e mente: anche se la malattia si sviluppa in un organo o in un apparato, la percepiamo, la elaboriamo con la mente. Potremmo dire che il dolore fisico si esprime nell'organo colpito ma la sofferenza, cioè il disagio psichico conseguente, si vive nella mente... La medicina della persona non vuole contrapporsi alla medicina basata sull'evidenza: vuole essere uno strumento di supporto ad essa, grazie a un'apertura virtuosa alle scienze antropologiche e sociologiche.

Portare alla luce l'esperienza più profonda della malattia non è facile: richiede tempi appropriati e riflessioni adeguate, ma arricchisce la cura e cambia, in meglio, sia la relazione tra medico e paziente, sia il vissuto stesso della malattia. A ogni modo, ancor di più nei casi drammatici, questo ha un'importanza impagabile.» Ancora una riflessione lungimirante del professor Umberto Veronesi che, nella sua lunga vita di senologo, ha incontrato tantissime donne, cercando di capirne il dolore, la paura, e accompagnandole in questa comune sfida.

In tutto questo, sintonizzarsi, comunicando nel modo più efficace, può essere davvero una chiave di volta per intercettare la persona e curare meglio la malattia.

Per Ippocrate[35], padre indiscusso della medicina, erano tre gli elementi fondamentali dell'agire del medico: «il tocco, il rimedio, la parola». Le abilità comunicative del medico, da sempre, sono fondamentali per instaurare una relazione di fiducia e promuovere l'aderenza ai trattamenti. La parola, la capacità di comunicare, il dialogo hanno quindi un ruolo imprescindibile nella medicina di oggi[36].

[35] Ippocrate di Kos, nato circa nel 460 a.C. e morto attorno al 377 a.C., ha rivoluzionato il concetto di medicina facendola diventare una vera e propria professione. Ha avuto il merito anche di far avanzare lo studio sistematico della medicina clinica, riassumendo le conoscenze mediche delle scuole precedenti, e di descrivere le pratiche per i medici attraverso il *Corpus Hippocraticum* e altre opere.

[36] «Il tempo della comunicazione tra medico e paziente costituisce tempo di cura»: questo dice addirittura la Legge del 22 dicembre 2017 n. 219 (*Norme in materia di consenso informato e di dispo-*

Sempre il saggio Ippocrate scrisse: «È più importante sapere che tipo di persona abbia una malattia, che sapere che tipo di malattia abbia una persona». Da più di duemilaquattrocento anni medici e pazienti lavorano fianco a fianco per capirsi, allearsi e superare insieme anche le più grandi difficoltà.

*sizioni anticipate di trattamento*, art. 1, c. 8). E, ancor prima, nel 2014, la *Carta di Firenze* e il *Codice di Deontologia Medica* (art. 20) affermano lo stesso concetto, a dimostrazione dell'importanza del tema sia per chi cura sia per chi è curato: «Il medico nella relazione persegue l'alleanza di cura fondata sulla reciproca fiducia e sul mutuo rispetto dei valori e dei diritti e su un'informazione comprensibile e completa, considerando il tempo della comunicazione quale tempo di cura».

# SECONDA PARTE

# 7

# *Un giorno questo dolore ti sarà utile*

È il titolo di un romanzo scritto da Peter Cameron e pubblicato nel 2007, da cui poi è stato tratto anche un film.

Lo scrittore statunitense approfondisce il tema del passaggio dall'adolescenza all'età adulta vissuto dal protagonista James Sveck ma, più in generale, racconta il dolore causato dal processo di introspezione delle persone alla ricerca della loro identità durante le fasi di crescita personale, un dolore che, una volta affrontato, porta però a una nuova consapevolezza di sé.

Il dolore è un compagno della vita sempre in agguato. Secondo Sigmund Freud «la sofferenza ci minaccia da tre parti: dal nostro corpo che, destinato a deperire e a disfarsi, non può eludere quei segnali di allarme che sono il dolore e l'angoscia; dal mondo esterno che, contro di noi, può infierire con forze distruttive inesorabili e di potenza immane, e infine dalle nostre relazioni con altri uomini. La sofferenza che trae origine dall'ultima fonte viene da noi avvertita come più dolorosa di ogni altra». Così che nell'essere umano «il compito di evitare il dolore relega sullo sfondo quello di procurarsi il piacere»[37].

Provare dolore è un'esperienza inesorabile, quindi? Sembrerebbe di sì, perché sono tante le situazioni fisiche o emotive che possono provocarlo.

Sarà vero, invece, che, come scrive Peter Cameron, provare dolore nella vita può essere persino utile? Una domanda a cui davvero non è facile rispondere.

L'uomo è naturalmente portato a cercare di stare bene, a sostituire la sofferenza con il piacere: anche quando lo stato di malessere fisico è molto intenso, nella maggioranza dei casi non si tratta di un'esperienza continuativa e ininterrotta, ed è possibile riuscire a vivere momenti di relativo benessere.

Quando è il corpo a stare male, è la medicina a cercare in tutti i modi di porvi rimedio e di provare a curarlo o sopirlo, anche temporaneamente; quando è la mente a provocare sofferenza o a essere in sofferenza, sono diverse le soluzioni terapeutiche che si possono mettere in atto, dai medicinali, alla psicoterapia[38], alla

[37] Sigmund Freud è stato medico neurologo e fondatore della psicanalisi. È noto per avere elaborato la teoria psicoanalitica secondo la quale i processi psichici inconsci influenzano il pensiero, il comportamento umano e le interazioni tra individui. Partendo da una formazione medica, ha tentato di stabilire correlazioni tra la visione dell'inconscio, rappresentazione simbolica di processi reali, e delle sue componenti, con le strutture fisiche della mente e del corpo umano.

[38] La psicoterapia è una pratica terapeutica della psicologia clinica e della psichiatria: lo psicoterapeuta si occupa della cura di disturbi psicopatologici di natura ed entità diversa, che vanno dal

psicanalisi[39], o a un insieme di queste discipline. Vero è che il dolore del corpo influenza la mente e che la mente può influenzare molto la percezione stessa del dolore fisico.

## *Una parola per tante sensazioni*

L'Organizzazione Mondiale della Sanità (OMS) definisce il dolore come «una sensazione spiacevole e un'esperienza emotiva dotata di un tono affettivo negativo associata a un danno tessutale potenziale o reale e, comunque, descritta in rapporto a tale danno», mettendo in luce la doppia natura del dolore, quella fisica e quella emotiva.

Il dolore è il mezzo attraverso cui l'organismo segnala che qualcosa non va, che può esserci un potenziale pro-

disagio personale fino a sintomi più importanti che possono manifestarsi in sintomi nevrotici oppure psicotici e nuocere al benessere di una persona fino a ostacolarne lo sviluppo. La psicoterapia, parola che deriva dal greco e significa «cura dell'anima», si realizza con strumenti come il colloquio, l'analisi interiore, il confronto, la relazione, e lavora sul cambiamento dei processi psicologici dai quali dipende il malessere o lo stile di vita inadeguato, connotati spesso da sintomi come ansia, depressione, fobie e altro ancora.

[39] La terapia psicoanalitica è un tipo di terapia basata sulla parola. Consiste nel cercare di riportare in superficie, ovvero alla coscienza, determinate emozioni o esperienze che sono cadute nell'inconscio perché traumatiche, vergognose o estremamente negative. Questo viene fatto attraverso varie tecniche, come l'interpretazione dei sogni, il lavoro psichico sulle intuizioni e un meccanismo come il transfer, in cui il paziente proietta sull'analista determinati sentimenti riservati ad altre persone e tenuti celati fino ad allora.

blema. È un importante campanello d'allarme: quando l'esperienza si protrae nel tempo, mantenendosi continua e intensa, può trasformarsi in una vera e propria malattia. Si tratta di una sensazione complessa risultante da una componente percettiva (*nocicezione*) legata alla trasmissione dello stimolo doloroso al cervello, e da una componente legata all'esperienza che dipende esclusivamente dal soggetto, cioè dal modo in cui percepisce e sperimenta la sensazione del dolore (ognuno ha una propria «soglia del dolore», cioè il limite oltrepassato il quale una sensazione diventa dolore).

È sempre comunque un'esperienza soggettiva, difficile da spiegare. Il motivo, secondo alcuni studiosi, è che «il dolore si differenzia molto chiaramente dagli altri sistemi sensoriali poiché nell'elaborazione di una percezione identificata come dolore, la sensazione, l'emozione e la cognizione sono strettamente legate»: infatti, nell'esperienza del dolore sono presenti contemporaneamente la componente puramente sensoriale, corrispondente ad esempio a uno o più sintomi, quella affettivo-emozionale, cioè come viene percepito, se in modo spiacevole, penoso, difficilmente sopportabile e molto altro ancora, e la componente cognitivo-comportamentale, cioè lo stato psichico collegato alla percezione del dolore e il comportamento che provoca a livello individuale.

Ogni essere umano attribuisce valore e significato a ciò che gli accade: questo influenza sia il comportamento sia le emozioni. E così avviene anche quando si parla del dolore: ogni individuo interpreta lo stimolo doloroso secondo il proprio sistema di credenze, influenzandone la percezione e l'intensità, in base alle attese – se crede che un trattamento ridurrà il suo dolore, è più probabile che funzioni –, alla situazione che sta vivendo in quel momento – ad esempio la distrazione può ridurre temporaneamente la percezione del disagio –, e a quelle che ha già vissuto in passato connesse allo stato di dolore (per un malato che abbia avuto una precedente esperienza di dolore molto intenso è probabile che il trauma rappresentato da quell'esperienza sia in grado di condizionare gli episodi successivi).

Vi sono tanti altri fattori che possono influenzare il modo in cui si percepisce il dolore.

L'attenzione prestata a uno stato di sofferenza ne può amplificare l'intensità, così come il contesto in cui lo stimolo doloroso si verifica: se un paziente affetto da tumore avverte un dolore alla schiena, e questo è causato da una metastasi, la percezione della sua intensità sarà probabilmente maggiore rispetto a quella che si può attribuire allo stesso dolore ma di natura muscolare.

Le emozioni come la paura o la tristezza possono amplificare il dolore. Un altro stato di disagio spesso associato al dolore è l'ansia: l'ansia anticipatoria porta a evitare tutte quelle situazioni e quei luoghi (anche professionali, sociali, educativi) dove si è già sperimentato il dolore.

Ma c'è anche una buona notizia: le emozioni positive possono avere un effetto attenuante, stemperare l'intensità del dolore stesso.

In sintesi, l'esperienza del dolore non si esaurisce nella sua componente sensoriale: il dolore è quasi sempre vissuto e percepito anche a livello emotivo e psichico.

Chi si è occupato di «quel dolore», senza distinguere tra il corpo e la mente, anticipando persino medici e ricercatori, sono stati, nel tempo, molti artisti, filosofi, scrittori. Come hanno cercato di definire e raccontare la felicità, infatti, hanno indagato con sensibilità anche il tema del dolore, trasformandolo, in moltissimi casi, in un vissuto riconosciuto come «universale».

Questo accade, ad esempio, per il celebre quadro di Munch, l'*Urlo*[40]: l'artista, già citato nelle pagine precedenti, porta in primo piano un dolore talmente angosciante da deformare il volto al centro dell'opera mentre cerca di uscire dalla sua bocca aperta. Non vi è separazione tra dolore fisico ed emotivo in questo personaggio, è il racconto visivo di un'esperienza unica, inscindibile. Grazie alla capacità espressiva dell'artista norvegese, l'*Urlo* è diventato l'icona della sofferenza umana, personale e collettiva del Novecento.

Un'artista che ha voluto raccontare nelle sue opere il dolore, partendo da quello fisico, in quanto malata cronica, è stata la pittrice messicana Frida Kahlo, che ha dovuto affrontare molti problemi di salute fin dalla più tenera età, ha subito diverse operazioni chirurgiche, ha

[40] Il titolo originale del dipinto è *Skrik* e la scena è stata ispirata a una località nei pressi della città di Oslo, un sentiero sulla collina di Ekberg. Per Munch non era importante descrivere le forme in modo preciso: finalità principale, invece, era quella di trasmettere un senso di angoscia e di solitudine. La scelta stilistica e quella compositiva influiscono nel comunicare questo profondo disagio, creando una tensione visiva che non può lasciare indifferenti.

vissuto tanti anni senza potersi muovere in autonomia, ha cercato di avere figli senza riuscirci, eppure è stata capace di rendere quel corpo fragile la «materia» principale della sua arte, sublimando il dolore personale in opere artistiche indubbiamente uniche. Il dolore rappresentato nelle sue tele, però, non è mai tragico: i numerosi autoritratti, inusuali e pieni di colore, non nascondono le cicatrici del corpo né la realtà della sofferenza, ma parlano di una donna dotata di una forza speciale, necessaria per sopravvivere alle difficoltà che hanno costellato la sua vita.

Per i filosofi come Seneca, ai buoni e ai giusti non capitano mali, ma solo disagi. Il dolore è un disagio, non un male, e il buono riesce a trasformare il disagio in una cosa sopportabile, che non lo turba, che lo accresce nella virtù, e solo superando prove e ostacoli sempre maggiori può diventare più forte interiormente.

Seneca ha una visione eroica, potente, dell'uomo, che va alla ricerca della libertà contro le passioni e i desideri irrazionali che lo minacciano. L'impossibilità di mettere alla prova le proprie forze, la propria resistenza, provoca una grande infelicità: ma la sofferenza è salvifica.

Di tutt'altro pensiero è Leopardi: la sua esperienza di malattia lo porta a essere estremamente sensibile e a pensare che, dietro l'apparente bellezza, in tutti gli esseri viventi si nasconda una triste e inimmaginabile realtà di sofferenza.

Nello *Zibaldone* scrive: «Non gli uomini solamente, ma il genere umano fu e sarà sempre infelice di necessità. Non il genere umano solamente, ma tutti gli animali. Non gli animali soltanto ma tutti gli altri esseri al loro modo. Non gl'individui, ma le specie, i generi, i regni, i globi, i sistemi, i mondi. Entrate in un giardino di piante, d'erbe, di fiori. Sia pur quanto volete ridente. Sia nella più mite stagion dell'anno. Voi non potete volger lo sguardo in nessuna parte che voi non vi troviate del patimento [...]. Là quella rosa è offesa dal sole, che gli ha dato la vita; si corruga, langue, appassisce. Là quel giglio è succhiato crudelmente da un'ape, nelle sue parti più sensibili, più vitali. Il dolce mele non si fabbrica dalle industriose, pazienti, buone, virtuose api senza indicibili tormenti di quelle fibre delicatissime, senza strage spietata di teneri fiorellini».

Il pessimismo di Leopardi, che lo ha aiutato a sopportare meglio il suo dolore, oggi non conduce da nessuna parte. Osservare la sofferenza, evitarla o cercare di controllarla non ha potere curativo: bisogna viverla, consumarla, per poi passare oltre e farla diventare parte integrante del proprio percorso personale; altrimenti è come una ferita a cui viene impedita la cicatrizzazione, si mantiene e si incrementa nel tempo, insieme a emozioni e sensazioni negative.

Affrontare il dolore non è mai solo una sfida personale, anche perché, ora più che mai, il dolore si cura: a fianco dei pazienti c'è un'alleata fondamentale, la ricerca scientifica che, da sempre, studia le malattie che lo provocano e individua le soluzioni più efficaci, consentendo ai medici di metterle in atto.

Negli ultimi vent'anni i passi avanti compiuti nella

cura dei tumori e nella loro individuazione precoce, in modo tale che si possano trattare nel miglior modo possibile e nella maggioranza dei casi, hanno dato speranza a milioni di famiglie e guarito milioni di persone.

La ricerca non si ferma mai: sono ancora molti gli obiettivi da raggiungere, anche grazie all'uso intelligente ed evoluto delle nuove tecnologie.

# 8

# Tumori, una lunga storia

## *Cos'è successo prima: la battaglia contro il cancro ha inizio nell'antichità*

La patologia tumorale è sempre stata presente nella vita dell'uomo, e per molti secoli è stata considerata un mistero da risolvere. Se ne occupa l'oncologia, la branca della medicina che studia e cura i tumori. Questa parola deriva dal greco *onkos*, che significa massa o tumore, e *logia*, ovvero studio. Già gli Egizi descrivono nei loro papiri casi di tumori al seno e trattamenti rudimentali, come la cauterizzazione: le loro conoscenze erano ovviamente limitate e i tumori considerati incurabili.

Nella Grecia antica l'oncologia diventa «materia di studio» di scienziati di altissimo valore, tra cui il già citato «padre della medicina» Ippocrate, che è anche il primo medico a paragonare il cancro a un granchio (la nomenclatura «cancro» deriva dalla parola greca *karkinos*, che significa, appunto, granchio) per analogia con l'aspetto delle neoplasie al seno: questa tipologia di tumore, infatti, è caratterizzata da una formazione tondeggiante circondata da estensioni radianti simili alle zampe di un granchio.

Il paragone con il granchio viene poi ripreso da Galeno (131-201 d.C., il medico di epoca romana più conosciuto) che, nel suo trattato sui tumori, descrive quello al seno con grande precisione: «Molte volte abbiamo visto un tumore nei capezzoli esattamente come un granchio. Infatti, come in questo animale ci sono gambe su entrambi i lati del corpo, così in questo tumore innaturale le vene che vi si trovano sono simili a quelle di un granchio. Abbiamo spesso curato questa condizione nelle sue fasi iniziali. Quando è cresciuta in misura considerevole, nessuno l'ha curata senza un intervento chirurgico».

Il Medioevo compie, per certi versi, un passo indietro: vi è la credenza che le malattie siano causate da squilibri umorali (secondo la teoria dei quattro umori: sangue, flemma, bile nera e bile gialla[41]) o da influenze soprannaturali, ma non mancano in questo periodo storico medici illuminati come Avicenna[42] e

[41] La teoria umorale sostiene di base che il corpo umano sia composto da quattro sostanze che prendono il nome di «umori» e che devono essere mantenute in equilibrio tra esse. Quando l'equilibrio è perso, insorge la malattia, sia del corpo che dello spirito. Qualsiasi disabilità o malattia è sinonimo di alterazione del bilanciamento dei quattro umori essenziali. Per essere trattata, dunque, occorre trovare un modo per ristabilire l'equilibrio perduto.

[42] Avicenna, il cui nome completo era Abū Alī al-Husayn ibn 'Abd Allāh ibn Sīnā, è stato uno dei più grandi medici, filosofi e scienziati della storia. Nato nel 980 in Persia, si distinse fin da giovane per la sua straordinaria intelligenza e la sua sete di conoscenza. Studiò medicina, filosofia, matematica, astronomia, logica e altre discipline, scrivendo oltre quattrocentocinquanta testi su vari argomenti. Tra le sue opere più famose, spicca il *Canone della medicina*, una monumentale enciclopedia medica che riassume tutto

Abulcasis[43], che nei loro studi si occupano anche dei tumori, senza però riuscire a sviluppare trattamenti efficaci.

Un'importante rinascita del sapere medico si deve alla Scuola di Salerno. Tra i suoi seguaci, Teodorico de' Borgognoni, vissuto nel XIII secolo, che dedica tre capitoli della sua *Chirurgia* al trattamento del cancro, raccomandando una chirurgia radicale, accurata, e utilizzando sublimato di arsenico[44] nei tumori avanzati e/o ulcerati.

A John of Arderne, primo grande chirurgo inglese attivo nel XIV secolo, va riconosciuta l'identificazione delle caratteristiche del tumore del retto, mentre il francese Guy de Chauliac, medico alla corte papale di Avignone nel Tardo Medioevo, affianca alla chirurgia una dieta molto rigida come aiuto a un migliore controllo della crescita dei tumori.

il sapere dell'epoca e introduceva nuove scoperte e teorie, e che è stato il testo di riferimento per i medici di tutto il mondo islamico e dell'Europa medievale per secoli. Una delle innovazioni più importanti di Avicenna fu l'introduzione della quarantena, l'isolamento dei malati infettivi per prevenire la diffusione delle malattie contagiose. Avicenna fu il primo a capire che alcune malattie si trasmettevano per via aerea e che era necessario separare i malati dai sani. Inoltre, Avicenna raccomandava di mantenere una buona igiene personale e ambientale, di seguire una dieta equilibrata e di evitare gli eccessi.

43 Abū l-Qāsim Khalaf ibn 'Abbās al-Zahrāwī è stato un chirurgo, chimico e medico arabo, considerato il più grande chirurgo del Medioevo.

44 La sublimazione di una sostanza semplice o di un composto chimico è la sua transizione di fase dallo stato solido a quello aeriforme, senza passare per lo stato liquido. L'arsenico è un elemento chimico che si trova in natura e in vari ambiti, ma che è tossico per l'organismo umano.

Con il Rinascimento e l'avvento del metodo scientifico, iniziano i veri progressi nella comprensione del tumore. Anatomisti come Andreas Vesalius, medico fiammingo del Cinquecento, e William Harvey, il medico inglese che ha messo a fuoco, per primo, come funziona la circolazione del sangue, hanno contribuito a una migliore conoscenza del corpo umano, gettando le basi per studi più approfonditi e scientifici sulle malattie, compreso il cancro.

Ambroise Paré, chirurgo francese morto nel 1590, è considerato il padre della chirurgia moderna; John Hunter, circa due secoli dopo, ha il merito di averla elevata a scienza: il medico scozzese è noto per essere stato fautore della necessità di fondare la chirurgia sulla ricerca e la sperimentazione. Ha eseguito, inoltre, numerosi, importanti studi nei campi della biologia, dell'anatomia, della fisiologia e della patologia.

L'evoluzione dello studio e della cura dei tumori va di pari passo con l'evoluzione della disciplina medica, grazie al prezioso lavoro di ricercatori e medici che sono passati alla storia.

Nel XIX secolo, la scoperta della cellula come unità fondamentale della vita da parte degli scienziati Matthias Schleiden, Theodor Schwann e Rudolf Virchow rivoluziona la biologia e la medicina: Virchow, uno dei padri fondatori della patologia moderna, ritiene che i tumori siano causati da una crescita anomala delle cellule, e questo concetto apre la strada verso una comprensione più scientifica della patologia tumorale.

Tra la fine dell'Ottocento e il Novecento si registrano una serie di scoperte straordinarie che rivoluzionano l'oncologia: l'invenzione dei raggi X da parte di Wilhelm Röntgen nel 1895 porta alla radioterapia, modalità di trattamento tentata già l'anno successivo dal medico francese Victor Despeignes.

Negli anni Quaranta del XX secolo, nasce la chemioterapia, inizialmente effettuata usando il gas mostarda, impiegato nella Prima guerra mondiale e proibito in guerra dalla Convenzione di Ginevra nel 1925. A studiarne gli effetti durante la Seconda guerra mondiale è il medico Stewart Alexander, che scopre che le persone esposte a questo gas sono accomunate da scarsità di globuli bianchi: il composto, una volta all'interno dell'organismo, sembra distruggere in modo selettivo un unico tipo di cellule, che è proprio il principio della moderna chemioterapia. Il primo impiego ipotizzato da Alexander riguarda il trattamento delle leucemie, una forma di tumori che si sviluppa perché i globuli bianchi si replicano in maniera incontrollata, ma è usato poi anche per curare altre forme accomunate dalla rapidissima proliferazione cellulare.

### *Negli ultimi decenni crescono i successi*

Tra la fine del XX secolo e l'inizio del XXI, la genetica e la biologia molecolare cambiano la storia di questa malattia.

Il Progetto Genoma Umano, iniziato a fine anni Ottanta e conclusosi nel 2023, rappresenta una svolta imprescindibile: il tumore si sviluppa a partire da una cellula che, perdendo il controllo, inizia a crescere e a dividersi senza fermarsi: questo fenomeno è sempre più associato a una mutazione nella sequenza del DNA che altera il funzionamento dei geni che regolano la crescita. Nel 2001 viene pubblicata la prima bozza della sequenza completa del DNA umano, nel 2012 fa la sua comparsa la cosiddetta CRISPR (*Clustered, Regularly Interspaced, Short Palindromic Repeats*), una tecnica innovativa che permette di tagliare parti di DNA, per esempio quelle con mutazioni dannose, e di sostituirle con sequenze prive di errori, e che nel 2020 è valsa un Nobel alle due inventrici, la francese Emmanuelle Charpentier e l'americana Jennifer Doudna. Una tecnica con grandissime potenzialità per la prevenzione e la cura di patologie legate a mutazioni genetiche, inclusi alcuni tipi di tumore. La rivoluzione genomica sta contribuendo anche a una migliore determinazione della prognosi dei singoli tumori attraverso la caratterizzazione genetica della malattia nel singolo paziente.

I ricercatori quindi spostano lo sguardo dalla dimensione macroscopica della malattia a quella molecolare, con l'obiettivo di raggiungere il cuore dei meccanismi che la provocano.

L'oncologia di precisione si basa sulla ricerca delle caratteristiche molecolari che contraddistinguono le neoplasie per mettere a punto trattamenti mirati sulle caratteristiche cliniche dei pazienti e progettati per colpire determinati bersagli cellulari presenti solo nelle cellule malate, ma anche identificare marcatori molecolari in grado di effettuare diagnosi sempre più puntuali. I farmaci a bersaglio molecolare hanno dato risposte molto importanti, associate spesso a un controllo della malattia prolungato nel tempo.

I riflettori da diversi anni sono accesi non solo sulla genetica, ma anche sull'epigenetica (le modifiche del DNA che non alterano la sequenza genica) e sulle abitudini e i comportamenti, grazie alle numerose scoperte che associano i fattori di rischio all'insorgenza e alla progressione dei tumori.

## *L'immunoterapia e le altre sfide aperte*

Una delle innovazioni più concrete dell'oncologia medica oggi è l'immunoterapia, che si basa sul concetto rivoluzionario di combattere i tumori come se fossero un'infezione, ovvero «armando» il sistema immunitario del paziente in modo tale da riconoscere le cellule tumorali e annientarle. Questo approccio si differenzia dalle altre terapie oncologiche perché non agisce direttamente sul tumore, ma sui meccanismi di difesa messi in atto contro di lui.

Le cellule malate hanno una proliferazione incontrollata e vengono normalmente riconosciute come estranee e dannose dal sistema immunitario, il quale scatena un attacco da parte dei linfociti T, considerati i «soldati di assalto». Questa difesa dell'organismo non è però sempre efficace, perché le cellule tumorali riescono ad attuare una serie di «strategie di fuga».

Per funzionare in modo corretto, le cellule del sistema immunitario (in particolare i linfociti T) necessitano di sistemi di attivazione e spegnimento (i cosiddetti «checkpoint») che regolano la loro attività: i farmaci inibitori dei checkpoint hanno proprio il compito di sbloccare i freni molecolari che impediscono alle cellule immunitarie di attaccare il tumore.

L'immunoterapia è stata utilizzata per la prima volta nel trattamento dei melanomi, ma oggi viene impiegata per diverse neoplasie, come i tumori del polmone, del rene e della vescica, il linfoma di Hodgkin e alcuni tipi di tumore della mammella e del colon, e oggi è sempre più associata alla chemioterapia nel trattamento di alcune forme tumorali: si è visto che l'effetto citotossico della chemioterapia[45] cambia l'assetto molecolare delle cellule tumorali, facilitando così l'azione dell'immunoterapia e aumentando la possibilità che i linfociti T del sistema immunitario riconoscano e blocchino la crescita delle cellule tumorali.

Un'altra strategia terapeutica di ultima generazione per combattere i tumori, in linea con l'immunoterapia, si chiama CAR-T[46] (*Chimeric Antigen Receptor* e linfo-

[45] La chemioterapia si basa sull'uso di farmaci citotossici, cioè capaci di impedire la moltiplicazione delle cellule o di ucciderle. Questo effetto, pur manifestandosi su tutte le cellule, è massimo sulle cellule in più rapida moltiplicazione, come le cellule tumorali.

[46] Le prime approvazioni per l'applicazione delle CAR-T nei pazienti con alcuni tumori del sangue (leucemia linfoblastica nel bambino e linfoma nell'adulto) sono arrivate nel 2017 negli Stati Uniti e nel 2018 in Europa.

citi T): si basa sull'ingegnerizzazione genetica dei linfociti T in modo tale da potenziarli per combattere i tumori. Le cellule T vengono prelevate dal sangue del paziente, modificate geneticamente perché esprimano sulla loro superficie il recettore CAR, capace di aumentare la risposta immunitaria, e reinfuse nel paziente stesso. Le CAR-T rappresentano in modo molto concreto la medicina personalizzata in ambito oncologico: ogni dose viene sviluppata e prodotta per un singolo paziente partendo dalle sue stesse cellule immunitarie.

I risultati più promettenti di questa terapia sono stati riscontrati nei casi di linfomi e dei tumori del sangue. Una delle applicazioni più all'avanguardia sfrutta la precisione di CRISPR per modificare le cellule CAR-T e potenziarne l'effetto contro le cellule tumorali. Nel 2020 sono stati condotti i primi studi su piccoli gruppi di pazienti e oggi continuano le ricerche per ottimizzare i dosaggi e gli effetti collaterali, e per individuare i pazienti che possano trarre maggiore beneficio da queste terapie.

Durante la pandemia di Covid-19 si è parlato diffusamente di vaccini a mRNA[47], che oggi rappresentano un'opzione promettente anche nella cura dei tumori, in

[47] I vaccini a mRNA contengono RNA messaggero (mRNA) che porta al suo interno le istruzioni per produrre una determinata proteina virale. L'RNA è una macromolecola biologica che converte le informazioni genetiche del DNA in proteine. L'mRNA è fondamentale per la sintesi proteica, ossia il processo che determina la formazione di una proteina; esso trasporta le informazioni genetiche, codificate nel DNA, dal nucleo al citoplasma.

particolare a sostegno dell'immunoterapia. La ricerca sta lavorando per utilizzare la tecnologia a mRNA con l'obiettivo di ridurre il rischio di recidive e di mortalità, con un meccanismo d'azione analogo a quello dei vaccini. Diversi studi hanno già dimostrato l'efficacia di questo nuovo approccio terapeutico: quello più recente è stato condotto dai ricercatori della NYU Langone Health ed è stato presentato all'American Congress of Cancer Research del 2023. Qui è emerso che la combinazione di un vaccino sperimentale a mRNA con pembrolizumab[48] riduce la probabilità che il melanoma si ripresenti o causi il decesso del paziente del 44% rispetto alla sola immunoterapia[49].

Gli ultimi vent'anni hanno testimoniato un progresso inarrestabile in tutte le tipologie di trattamento dei tumori, dalla chirurgia, sempre meno invasiva, alla radioterapia, che oggi viene somministrata anche tramite acceleratori lineari integrati con la Risonanza Magneti-

48 Il pembrolizumab è una sostanza che appartiene alla classe di farmaci antitumorali che prendono il nome di «anticorpi monoclonali». Si utilizza soprattutto per il trattamento dei pazienti adulti affetti da melanoma avanzato (non resecabile o metastatico).

49 Recentemente sono iniziati in sette Paesi (Italia esclusa) i test sull'uomo del primo vaccino al mondo contro il tumore ai polmoni. I pazienti arruolati, con tumore sia in fase iniziale che avanzata, o in recidiva, ricevono il vaccino insieme all'immunoterapia. Il vaccino messo a punto utilizza l'RNA messaggero e funziona «presentando» al sistema immunitario i marcatori tumorali del tumore del polmone non a piccole cellule (NSCLC) in modo da preparare l'organismo a combattere le cellule tumorali che esprimono questi marcatori. L'obiettivo è rafforzare la risposta immunitaria contro il cancro, lasciando intatte le cellule sane.

ca Nucleare, le cui immagini guidano il trattamento radiante, a terapie di supporto sempre più numerose, mirate ed efficaci. A conferma di questo, il fatto che dal 2020 al 2023 nei report pubblicati da ASCO (American Society of Clinical Oncology) sono elencate 148 nuove approvazioni o estensioni di utilizzo da parte dell'FDA (Food and Drug Administration) statunitense per farmaci oncologici e onco-ematologici.

Oggi l'oncologia medica continua a evolversi rapidamente. La ricerca è focalizzata su terapie sempre più personalizzate, basate sul profilo genetico del singolo paziente e del suo tumore. Approcci avanzati, come la biopsia liquida, promettono di migliorare la diagnosi precoce e l'efficacia dei trattamenti.

Notevoli anche i progressi registrati per le cosiddette «terapie adiuvanti»[50] non solo nella cura dei tumori metastatici ma anche nel prevenire le recidive: si cerca di evitare che il tumore, se rimosso chirurgicamente, si ripresenti dopo poco tempo. Secondo i dati presentati nel congresso ASCO 2023, l'utilizzo di farmaci a bersaglio molecolare per il melanoma ad alto rischio di reci-

[50] La terapia adiuvante è un trattamento somministrato in aggiunta al trattamento primario (principale), comunemente utilizzato nella cura del cancro per uccidere le cellule tumorali nascoste o potenziali e ridurre il rischio di ritorno del tumore. Può includere chemioterapia, radioterapia, terapia ormonale, terapia mirata o terapia biologica. Tra i padri della terapia adiuvante in Italia si segnala l'oncologo Gianni Bonadonna: le sue ricerche di maggior rilievo comprendono vari studi clinici controllati di rilevanza internazionale sulla chemioterapia adiuvante e primaria nel carcinoma mammario e nel trattamento della malattia di Hodgkin.

diva e per il tumore al polmone ha dimostrato di ridurre significativamente la probabilità che ciò accada.

Da segnalare l'importanza sempre crescente anche delle «terapie neoadiuvanti»[51]: si tratta di un approccio terapeutico prechirurgico usato principalmente per ridurre i tumori cancerosi prima del trattamento principale. Può comportare la chemioterapia, la radioterapia o la terapia ormonale, e di solito viene impiegato per rendere gli interventi chirurgici meno invasivi e più efficaci.

Anticipare le diagnosi, studiare le cure più efficaci per fermare i tumori, migliorare la qualità di vita dei pazienti oncologici, ancora di più oggi che il tumore può sempre più spesso essere tenuto sotto controllo e cronicizzare, è l'obiettivo di tutti, ricercatori e medici a livello mondiale, ma è anche un impegno sempre più concreto delle istituzioni, a qualsiasi livello.

Ad esempio, l'European Cancer Organisation (ECO) ha lanciato un Manifesto europeo per il 2024 dal titolo *È ora di accelerare: insieme contro il cancro*: comprende

[51] La terapia neoadiuvante ha influenzato in modo significativo l'approccio terapeutico per diverse forme di tumore, in particolare i tumori al seno e ai polmoni. È stato determinante nel convertire i tumori inoperabili in operabili, un progresso epocale nella sanità oncologica.
Diversi casi di studio ne sottolineano l'efficacia, ad esempio, nel carcinoma mammario; la chemioterapia neoadiuvante si è dimostrata utile sia nei sottotipi ER-positivi che in quelli triplo-negativi, evidenziando miglioramenti sostanziali nei tassi di risposta patologica completa e negli esiti di sopravvivenza.

le raccomandazioni per il futuro della politica europea sul cancro nell'ambito della Commissione Europea 2024-2029.

La stessa Unione Europea ha un Piano per la lotta ai tumori che ha diversi obiettivi:

1. Salvare vite umane attraverso la prevenzione sostenibile del cancro, lavorando per:
   - una generazione libera dal tabacco, facendo in modo che entro il 2040 meno del 5% della popolazione ne consumi;
   - ridurre il consumo nocivo di alcol in linea con gli obiettivi di sviluppo sostenibile delle Nazioni Unite (riduzione relativa di almeno il 10% del consumo entro il 2025) e l'esposizione dei giovani alla promozione commerciale dell'alcol;
   - ridurre l'inquinamento ambientale allineando le norme dell'UE in materia di qualità dell'aria agli orientamenti dell'Organizzazione Mondiale della Sanità e l'esposizione alle sostanze cancerogene e alle radiazioni;
   - migliorare le conoscenze e l'alfabetizzazione sanitaria per promuovere stili di vita più sani.

2. Rendere più efficace la diagnosi precoce del cancro. La diagnosi precoce attraverso lo screening può contribuire a salvare molte vite umane, ma vi è ancora disparità di accesso tra gli Stati membri. L'Unione Europea vuole aiutare a garantire che il 90% della popolazione che risponde ai requisiti per lo

screening del carcinoma della mammella, della cervice uterina e del colon-retto possa eseguirlo entro il 2025. La proposta estende lo screening ai tumori polmonari, prostatici e, a determinate condizioni, a quelli gastrici.

3. Dare parità di accesso alla diagnosi e alla cura del cancro.
   Tutti dovrebbero avere lo stesso diritto a diagnosi e cure di alta qualità, pari accesso ai medicinali e la medesima speranza di sopravvivenza, indipendentemente dal luogo in cui vivono.
   Tuttavia, i tassi di sopravvivenza dopo la cura del tumore al seno presentano oscillazioni del 20% da un Paese all'altro e la sopravvivenza a cinque anni per il carcinoma del colon varia dal 49% al 68%. Con il Piano è prevista una piattaforma per migliorare l'accesso ai farmaci antitumorali e un sostegno al personale addetto alle cure oncologiche attraverso un programma di formazione interdisciplinare.

4. Migliorare la qualità della vita dei pazienti oncologici e dei sopravvissuti alla malattia.
   In Europa si stima che vivano oltre dodici milioni di persone guarite dal tumore: di queste, circa trecentomila sono state colpite da tumori infantili. Il Piano prevede una serie di iniziative per tutelarle dal punto di vista della salute e dell'accesso ai servizi.

Anche in Italia si è affrontato per lungo tempo, e oggi risolto, il delicato tema della tutela di chi si è ammalato di tumore nel corso della vita. Tantissimi pazienti ne sono usciti definitivamente ma, fino alla fine del 2023, un numero elevato di loro risultava ancora «segnato» dalla malattia dal punto di vista finanziario, sociale, professionale e molto altro ancora.

Poi, il 5 dicembre del 2023, il Senato ha approvato in via definitiva, all'unanimità, la Legge sull'oblio oncologico, che è diventata legge dello Stato. Ecco di cosa si tratta e perché è così importante.

### *Il diritto all'oblio. Un obiettivo raggiunto anche in Italia*

L'esigenza di tutelare la riservatezza (o *privacy*) delle persone nasce nei Paesi anglosassoni come spazio inviolabile che ogni individuo ha necessità di proteggere. Questa necessità è stata sentita anche dai malati oncologici che hanno affrontato le cure e superato la malattia senza mai trovare ascolto presso le istituzioni: essersi ammalati, anche se molto tempo prima nella vita, era considerato un rischio, e rendeva difficile, se non impossibile, accendere un mutuo, accedere a un finanziamento, a servizi assicurativi come una polizza vita, chiedere l'adozione di un figlio, partecipare a un concorso con la stessa libertà di tutti gli altri.

Oggi il diritto all'oblio è diventato realtà: si tratta del diritto di una persona alla tutela della propria riservatezza, della propria identità personale, del proprio onore e della propria reputazione[52]. In parole semplici, significa che una persona può non fare menzione dell'esperienza della malattia perché non più rilevante, e che non può essere, per questo, oggetto di indagine.

Dopo la Francia, che è stato il primo Paese nel 2019 a dotarsi di una legge che garantisce il diritto degli ex pazienti all'oblio, e le altre quattro nazioni che hanno seguito l'esempio, Lussemburgo, Belgio, Olanda, Portogallo, oggi anche in Italia si può non essere più considerati malati dopo dieci anni dalla diagnosi per i pazienti adulti e dopo cinque per i pazienti pediatrici, e per alcuni tumori i tempi si riducono anche a un anno[53].

Un traguardo che porterà a escludere qualsiasi forma di pregiudizio e disparità di trattamento in molti ambiti

[52] Riguarda l'interesse di ogni persona a non rimanere esposta a tempo indeterminato al pregiudizio che la reiterazione della pubblicazione di una notizia, sebbene in passato legittimamente divulgata, possa arrecare al suo onore e alla sua reputazione se non correttamente aggiornata o contestualizzata.

[53] Per il tumore del colon-retto stadio I, a qualsiasi età, gli anni dalla fine del trattamento sono ridotti a uno. Per lo stadio II e III, per i maggiori di 21 anni il termine scende a sette anni dalla fine del trattamento. Per il melanoma, per i maggiori di 21 anni il termine passa a sei anni. Per il tumore della mammella stadio I e II, a qualsiasi età, il termine scende a un anno; per il collo dell'utero per le maggiori di 21 anni il termine scende a sei anni. Per il tumore del corpo dell'utero, a qualsiasi età, il termine scende a cinque anni; per il testicolo, a qualsiasi età, scende a un anno. Per la tiroide, sotto i 55 anni per le donne e sotto i 45 anni per gli uomini (esclusi i tumori anaplastici per entrambi i sessi), il termine scende a un anno. Per i linfomi di Hodgkin, per i minori di 45 anni il termine scende a cinque anni. Infine, per le leucemie acute (linfoblastiche e mieloidi) a qualsiasi età il termine scende a cinque anni.

della vita dopo avere incontrato una patologia che, da tempo, non è più considerata per tanti «inguaribile».

La legge italiana è stata fortemente voluta da AIOM e Fondazione AIOM insieme a numerose associazioni di pazienti e tantissimi malati che si sono mobilitati per raccogliere centomila firme per la campagna *Io Non Sono Il Mio Tumore*: l'obiettivo non era cancellare l'esperienza fisica ed emotiva, che per molti ha rappresentato una svolta nella vita e ha cambiato le priorità e le certezze, ma tutto ciò che di negativo l'ha accompagnata, tra cui i limiti imposti a una vita che, dopo le prime fasi difficili, per molti torna come prima e persino meglio di prima.

Anche su questo, il grande oncologo Umberto Veronesi ha sempre guardato avanti, più avanti, anticipando e portando in primo piano temi che sono stati poi a lungo dibattuti dalla scienza, dalla medicina, ma anche dall'opinione pubblica.

«Nella mia carriera ho più volte toccato con mano che il superamento delle barriere culturali è assolutamente fondamentale per il miglioramento delle condizioni di vita dei malati di tumore. La consapevolezza della gente è infatti fondamentale per il progredire della ricerca.

«Quando iniziai la mia carriera di oncologo, il cancro era una malattia che non aveva grandi speranze di guarigione, di fronte alla quale l'atteggiamento – non solo della gente comune, ma anche dei medici – era di rassegnazione e di fatalismo. Il cancro era definito un male incurabile e al di là di questo non si poteva andare. Il malato di tumore e il suo vissuto, nel modo in cui i medici e l'opinione pubblica se li rappresentavano, avevano il marchio del reietto, di qualcosa che non si aveva il coraggio neppure di nominare.

«Questa concezione della malattia non è del tutto sradicata dalla mentalità comune. Per questo, ancora oggi, sono molti i malati di cancro che vivono con disperazione la propria condizione, proprio a causa delle barriere culturali che dentro e fuori di loro gli impediscono di reagire. Chi ha un tumore viene ancora visto dalla società come uno che deve morire. Eppure non è più così, le percentuali di guarigione sono sempre più alte.

«Fortunatamente ci furono e ci sono persone – anzi, oggi sono sempre di più – che si ribellano a questo senso di ineluttabilità e si impegnano nella lotta alla malattia con la forza d'animo necessaria. Grazie a un coraggioso processo di informazione, negli ultimi dieci o quindici anni si è avuta una prima controtendenza in termini di mortalità. Occorre perseverare nel favorire questo cambiamento culturale: la popolazione deve abbandonare definitivamente i modelli culturali del passato, fatti di rifiuto, negazione, rimozione, fuga, fatalismo che erano frutto della paura e dell'ignoranza delle generazioni precedenti.

«Dobbiamo cambiare atteggiamento e diventare positivi, determinati ed essere tutti parte di questo grande progetto di lotta alla malattia, perché conoscendo il nemico lo si combatte meglio.»[54]

[54] Questo testo del professor Veronesi è stato redatto nel 2006, quasi vent'anni prima che il diritto all'oblio diventasse legge.

La lotta contro i tumori, come affermava molti anni fa Umberto Veronesi, è una battaglia complessa, su più fronti, che richiede il maggior numero di alleati: a velocizzare e incrementare i progressi della scienza e della medicina ci sono oggi anche le tecnologie di ultima generazione, tra cui l'Intelligenza Artificiale.

# 9
# Intelligenza umana e Intelligenza Artificiale: dal sogno a un'alleanza forte contro i tumori

## *Una tecnologia evoluta oggi parte della vita quotidiana*

L'Intelligenza Artificiale (IA, che in inglese diventa AI, ovvero *Artificial Intelligence*) è una tecnologia capace di simulare i processi di apprendimento del cervello umano: può imparare a svolgere determinate attività (in modo più o meno autonomo) e migliora le capacità con il tempo, attraverso un processo di prove ed errori compiuto anche senza l'aiuto umano.

Lo scopo dell'IA è quello di semplificare la vita all'uomo eseguendo vari compiti: anche per questo, probabilmente, il sogno di creare macchine intelligenti è presente già nella mitologia greca, nella quale si ritrovano storie di automi e robot creati dagli dei[55]. Tutta-

[55] È il caso di Talos (il cui nome in ambito cretese è l'equivalente di Helios), un uomo artificiale di bronzo pressoché invulnerabile tranne per una vena scoperta dietro una caviglia, poco sopra il tallone. Il mito che lo riguarda indica come suo costruttore Efesto, che ne avrebbe fatto dono a Minosse. Talos tutelava i confini di Creta, impedendo che chiunque ne uscisse o vi entrasse contro il volere del re. Altre versioni riportano che Talos sia stato realizzato da Dedalo, l'inventore di creazioni artigianali raffinate.

via, l'IA, come la conosciamo oggi, ha radici più recenti e ha affascinato, oltre a ingegneri prima e informatici poi, anche pensatori e personalità della cultura particolarmente all'avanguardia. È il caso di Fritz Lang, che nel 1927 ha dato vita a *Metropolis*, uno dei primi film a esplorare il concetto di intelligenza artificiale: ambientato in una distopica città futuristica, racconta sia la paura che la fascinazione per la tecnologia avanzata.

La definizione di «Intelligenza Artificiale» è stata coniata però negli anni Cinquanta dal matematico e informatico John McCarthy. Sempre in quel periodo, scienziati come Alan Turing, che aveva già contribuito in modo significativo alla crittografia durante la Seconda guerra mondiale, iniziarono a domandarsi se le macchine potessero pensare: è di Turing il famoso test nato per determinare se una macchina potesse avere un comportamento intelligente indistinguibile da quello umano[56].

Negli anni Sessanta e Settanta, i ricercatori cominciano a sviluppare i primi programmi di Intelligenza

Chiunque ne fosse il costruttore, Talos è stato poi ucciso, o meglio «disattivato», da uno degli Argonauti, Peante, quando Giasone, Medea e i loro compagni giunsero a Creta. La presenza di Talos nell'immaginario moderno è ben viva, tant'è vero che il progetto di polizia robotica messo in opera dall'Unione Europea, il *Project Talos*, porta il suo nome.

[56] Nel suo articolo *Computing Machinery and Intelligence* pubblicato sulla rivista «Mind» nel 1950, il matematico ha presentato il cosiddetto «test di Turing». L'esperimento consisteva in un «gioco»: se la macchina riusciva a ingannare l'uomo, facendogli credere che il suo interlocutore fosse un umano, allora poteva essere considerata intelligente. Il test di Alan Turing ha posto le basi per tutti gli studi successivi sul tema e per dimostrare il funzionamento dell'Intelligenza Artificiale.

Artificiale: uno dei più celebri è ELIZA, creato da Joseph Weizenbaum per elaborare il linguaggio naturale, che simula una conversazione con uno psicoterapeuta. Anche se primitivo, ELIZA dimostra il potenziale delle macchine nell'interazione con gli esseri umani.

Un altro momento chiave nell'evoluzione dell'Intelligenza Artificiale è connesso allo sviluppo dei programmi per giocare a scacchi. Nel 1956 i ricercatori Allen Newell e Herbert A. Simon creano il «Logic Theorist», considerato uno dei primi programmi di IA, e successivamente «Chess 4.5», che può competere contro giocatori umani di livello medio.

Pochi anni dopo, nel 1968, sul grande schermo viene proiettato per la prima volta il film *2001: Odissea nello spazio*. Diretto da Stanley Kubrick e basato sul romanzo di Arthur C. Clarke, è una pietra miliare nella rappresentazione dell'IA grazie a HAL 9000, il computer di bordo dell'astronave *Discovery One*. La sua voce calma e il comportamento freddamente logico ma letale sollevano dubbi fin da subito sulla fiducia nelle macchine e sull'etica dell'IA.

Nonostante i primi successi, negli anni Settanta si assiste a un rallentamento nei progressi dell'IA a causa delle limitazioni tecnologiche, delle tante complessità connesse allo sviluppo informatico e della diminuzione dei finanziamenti. La ripresa di interesse negli anni Ottanta coincide con lo sviluppo dei sistemi esperti[57], program-

[57] Un sistema esperto è un'applicazione o una branca dell'Intelligenza Artificiale. Si tratta di programmi che cercano di riprodurre le prestazioni di una o più persone esperte in un determinato cam-

mi che possono emulare il processo decisionale di un esperto umano. Uno degli esempi più noti è MYCIN, un sistema per diagnosticare malattie infettive del sangue.

Nei due decenni successivi cambia tutto: aumenta la potenza di calcolo, la disponibilità di grandi quantità di dati (Big Data), vengono sviluppati nuovi algoritmi di apprendimento automatico (Machine Learning[58]), e il computer Deep Blue di IBM vince contro il campione del mondo di scacchi Garry Kasparov. È il 1997: questo evento dimostra che le macchine possono superare gli esseri umani in compiti complessi.

Successivamente, l'avvento di internet e la possibilità di raccogliere e analizzare enormi quantità di dati hanno permesso all'IA di fare ulteriori salti di qualità. Algoritmi di Machine Learning, come le reti neurali profonde (Deep Learning[59]), hanno rivoluzionato il campo: si tratta di algoritmi che possono «imparare» da grandi quantità di dati e migliorare le proprie prestazioni nel tempo.

L'interesse per l'Intelligenza Artificiale resta altissimo

po di attività, software intelligenti che rispondono alle domande degli utenti, li aiutano a risolvere un problema o a prendere una decisione su un particolare campo della conoscenza. Ogni sistema esperto è esperto in un ambito specifico del sapere detto «dominio della conoscenza».

58 Il Machine Learning sfrutta degli algoritmi per elaborare una vasta quantità di dati e fare in modo che i sistemi imparino da soli e diventino «più intelligenti».

59 Il Deep Learning (apprendimento approfondito) è una sottocategoria più complessa del Machine Learning: sfrutta delle reti neurali artificiali per elaborare le informazioni ed eseguire attività in totale autonomia. Le reti neurali (Artificial Neural Network) sono chiamate così perché ispirate a quelle del cervello umano.

anche sul grande schermo. Nel 1982 esce *Blade Runner* diretto da Ridley Scott e basato sul romanzo di Philip K. Dick[60], nel 1999 ha inizio la saga di *Matrix* delle sorelle Wachowski. *Matrix* è un film rivoluzionario che presenta un futuro in cui l'umanità è intrappolata in una realtà simulata creata da macchine intelligenti. Il protagonista, Neo, interpretato da Keanu Reeves, scopre la verità e guida la resistenza contro le macchine.

Nel 2001 arriva sugli schermi *A.I. Intelligenza artificiale* di Steven Spielberg, seguono poi *Her* nel 2013 diretto da Spike Jonze, che racconta la storia di Theodore, un uomo che si innamora di un sistema operativo avanzato con Intelligenza Artificiale chiamato Samantha, e nel 2014 il film di Alex Garland *Ex Machina*, thriller psicologico che esplora le dinamiche di potere e la moralità nell'interazione tra esseri umani e nuove tecnologie.

Oggi, l'IA è presente in molti aspetti della vita: gli assistenti virtuali come Siri e Alexa, le auto a guida autonoma, i sistemi per personalizzare le raccomandazioni agli utenti usati da Netflix e Amazon, le applicazioni di

[60] Tra i più importanti autori di fantascienza del mondo, Philip K. Dick (Chicago, 1928 - Santa Ana, 1982) in vita è rimasto semisconosciuto ai più e apprezzato solo da una piccola cerchia di appassionati. Oggi, è considerato un gigante, tra i grandi autori della letteratura contemporanea, lo «Shakespeare della fantascienza», capace di regalare infiniti mondi da esplorare. Nelle sue storie ha raccontato con un'incredibile capacità predittiva il mondo che sarebbe arrivato dopo di lui: l'ubiquità di internet, la realtà virtuale, i software di riconoscimento facciale, la capacità della pubblicità di inviare messaggi personalizzati, le auto senza conducente e molto altro ancora.

riconoscimento facciale, sono tutti esempi di IA, ma nuovi orizzonti e nuove applicazioni sono continuamente allo studio per semplificare la vita delle persone.

E da tempo, ormai, questa tecnologia evoluta sta supportando anche la ricerca medico-scientifica, la diagnosi e la cura.

## *Una risorsa strategica per l'oncologia*

L'Intelligenza Artificiale sta trasformando molti settori, e uno dei più importanti è la medicina. In particolare, sta rivoluzionando il modo in cui si effettuano le diagnosi e il trattamento dei tumori.

### *Diagnosi precoci e accurate*

Uno degli aspetti più rilevanti nel trattamento dei tumori è la diagnosi precoce. Prima si identifica un tumore, maggiori sono le possibilità di successo del trattamento. L'IA sta migliorando notevolmente le capacità diagnostiche in vari modi:

*Imaging Medico Avanzato*: i sistemi di IA possono analizzare immagini mediche come radiografie, risonanze magnetiche (MRI) e tomografie computerizzate (CT) con un'accuratezza sorprendente. Ad esempio, algoritmi di Deep Learning[61] addestrati su migliaia di immagini di

[61] Il Deep Learning viene utilizzato soprattutto nella radiomica per analizzare delle immagini mediche attraverso computer sofisticati. Dopo l'analisi delle immagini, l'algoritmo fornisce informa-

tumori sono in grado di individuare anomalie che potrebbero sfuggire all'occhio umano. Questi sistemi sono in grado di riconoscere pattern[62] e segnali precoci del tumore con una precisione mai raggiunta prima[63].

*Analisi dei dati genomici*[64]: l'Intelligenza Artificiale è utilizzata per analizzare grandi quantità di dati genomici aiutando i medici a identificare mutazioni genetiche che potrebbero indicare la presenza di tumori. Questo genere di analisi può portare a diagnosi più precise e personalizzate, permettendo di individuare specifici tipi di tumore e mettendo in evidenza le singole caratteristiche.

zioni sui tumori, anche su quelli che non sono rilevabili attraverso la semplice osservazione dell'operatore. Poi costruisce un modello predittivo per quantificare il rischio del singolo paziente. Per esempio, sono stati sviluppati sistemi di Deep Learning per aiutare i patologi a distinguere tra tumori prostatici benigni e maligni. In questo caso è stato dimostrato che l'IA e il Deep Learning svolgono un'analisi delle immagini più specifica e accurata rispetto agli osservatori umani. Quindi sono da considerare un valido strumento di screening tumorale.

[62] Quando si parla di «pattern» in ambito medico, ci si riferisce a particolari combinazioni di sintomi, segni clinici e risultati diagnostici che si verificano insieme in determinate condizioni mediche. In questo caso i pattern possono aiutare i professionisti sanitari a identificare e diagnosticare le malattie in modo più accurato.

[63] PANDA, un modello di IA per la rilevazione del tumore pancreatico, ha dimostrato una sensibilità e una specificità superiori rispetto ai radiologi umani in test di validazione su larga scala.

[64] Si chiamano così i dati relativi alla struttura e alla funzione del genoma di un organismo. Il genoma è costituito da tutti i dati cellulari di cui un organismo ha bisogno per crescere e funzionare. I dati genomici includono informazioni come la sequenza di molecole nei geni di un organismo.

*Trattamenti personalizzati*
Ogni tumore è diverso, così come ogni paziente. L'Intelligenza Artificiale sta rendendo possibile la medicina personalizzata, dove i trattamenti sono su misura per le caratteristiche specifiche del tumore e del paziente.

*Terapie mirate*: utilizzando l'IA, i medici possono analizzare le caratteristiche genetiche di un tumore e identificare i trattamenti più efficaci. Ad esempio, alcuni algoritmi possono suggerire quali farmaci chemioterapici saranno più efficaci contro un determinato tipo di tumore, riducendo così gli effetti collaterali e aumentando le probabilità di successo.

*Predizione delle risposte ai trattamenti*: l'IA può prevedere come un paziente risponderà a determinati trattamenti basandosi su dati storici e caratteristiche individuali. Questo aiuta i medici a scegliere le opzioni terapeutiche migliori e ad adattare i trattamenti in tempo reale, perfezionando gli esiti per i pazienti.

*Monitoraggio e assistenza continuativa*
Il trattamento dei tumori non finisce con la terapia; il monitoraggio continuo è essenziale per prevenire le recidive e gestire eventuali effetti collaterali.

*App e dispositivi di monitoraggio*: applicazioni e dispositivi indossabili (*wearable*)[65] alimentati dall'IA posso-

[65] Anche gli anelli, oggi, possono essere d'aiuto per il monitoraggio remoto dei pazienti, consentendo loro di tenere sotto

no monitorare continuamente i pazienti, raccogliendo dati su parametri vitali, livelli di attività e sintomi. Nell'utilizzo più comune in ambito medico, vi sono le fasce cardiache, gli spirometri, le bilance, i sensori di livello glicemico (CGM), di concentrazione di ossigeno nel sangue (SpO2), di temperatura e di pressione arteriosa, fino a dispositivi impiantabili ad altissimo livello di specializzazione. I *wearable*[66] consentono l'acquisizione dei parametri del paziente e la loro trasmissione verso gli altri elementi dell'architettura di telemonitoraggio. I dispositivi mobili, come smartphone e tablet, sono una componente essenziale del monitoraggio in tempo reale: secondo le circostanze, vengono usati a casa dal paziente oppure dai medici e dal personale infermieristico.

Fanno parte del sistema anche le piattaforme di supporto alle decisioni cliniche, che ricevono il dato, lo

controllo alcuni importanti parametri di salute e benessere. Questo grazie anche al fatto che le misurazioni effettuate sulle dita, in particolare sul palmo della mano, sono particolarmente precise, in quanto alcuni tipi di segnale si rilevano meglio proprio in quella zona.

[66] Gli smartwatch sono tra i dispositivi più diffusi per controllare una serie di parametri inerenti allo stato di salute, sia vitali sia correlati al benessere. Possono anche tracciare un ECG, monitorare il sonno e ricordare quando assumere dei medicinali per assicurare una maggiore aderenza alle terapie. Per molto tempo sono stati considerati poco più di semplici gadget e, quindi, poco adatti per un uso professionale in ambito sanitario. Con il tempo – e con il perfezionarsi delle tecnologie in essi integrate che hanno consentito performance inizialmente impensabili – il loro utilizzo si è diffuso a tal punto da supportare concretamente anche le attività di medici e professionisti.

elaborano, effettuano correlazioni e analisi indirizzando le decisioni sul percorso di cura. Queste piattaforme permettono di rilevare e gestire centralmente lo stato di tutti i dispositivi, di impostare delle soglie e degli alert che avvisano il personale permettendo di intervenire con la massima rapidità[67].

*Assistenti virtuali*: basati sull'Intelligenza Artificiale, possono supportare i pazienti durante il trattamento rispondendo a domande comuni, fornendo informazioni sui farmaci, ricordando loro di assumerli, monitorando costantemente i sintomi, e persino aiutando e indirizzando verso centri specialistici in base alle esigenze. Possono dare consigli su dieta e stile di vita ed essere di concreto supporto nella gestione delle malattie croniche, consentendo a pazienti e familiari, al contempo, di accedere a informazioni mediche cruciali in modo rapido ed efficiente. Questo si traduce in una maggiore autonomia dei pazienti e in un miglioramento della loro comprensione delle condizioni di salute, contribuendo a ridurre lo stress e l'ansia, e migliorandone persino la qualità di vita.

[67] L'approvazione di dispositivi medici con IA da parte della Food and Drug Administration americana mostra una crescita esponenziale, con 139 dispositivi approvati solo nel 2022, la maggior parte dei quali in radiologia. Questo aumento riflette come l'IA stia diventando una parte integrante dell'ecosistema sanitario: non si tratta più di un concetto futuristico, ma di una realtà concreta che sta migliorando la pratica medica in molteplici dimensioni.

## *Il presente prepara il futuro*

L'Intelligenza Artificiale è una risorsa straordinaria che in ambito medico non ha ancora espresso tutto il suo potenziale. Sta accelerando la ricerca sulle terapie geniche e cellulari: la terapia CAR-T che, come ricordato in precedenza, utilizza le cellule immunitarie del paziente per combattere il tumore, è stata migliorata grazie all'analisi avanzata dei dati da parte dell'IA. Sta potenziando la chirurgia robotica, permettendo interventi più precisi e meno invasivi: i robot chirurgici, guidati da sistemi di Intelligenza Artificiale, possono eseguire operazioni complesse con un livello di precisione che può superare persino le capacità umane.

Le applicazioni dell'Intelligenza Artificiale sono destinate a migliorare gli esiti dei pazienti e trasformare la loro esperienza di cura del tumore: sono in fase di sperimentazione per supportare la diagnosi precoce (ancora oggi circa il 50% dei tumori è individuato quando è già in fase avanzata), fornire una diagnosi più accurata e indicare lo staging del cancro (cioè il suo stadio e la gravità), individuare le mutazioni, caratterizzare il microambiente tumorale, trovare target terapeutici e farmaci più efficaci (personalizzati per quelle specifiche mutazioni e quel paziente), fare previsioni sull'efficacia dei farmaci (calcolando eventualmente anche la sua tossicità), supportare la prognosi e analizzare la risposta del paziente alla terapia (aiutando il medico a cambiarla, se necessario).

L'impiego di strumenti potenziati dall'IA ha dato risultati particolarmente promettenti nel carcinoma polmonare, dove si è rivelata molto efficace nella diagnosi precoce; nel carcinoma mammario sta rivoluzionando lo screening e la diagnosi, migliorando la sensibilità e la specificità degli esami; nel tumore del colon-retto è impiegata nell'implementazione, rilevazione e gestione dello stesso, ma anche nella gestione del tumore alla prostata e del melanoma.

La tecnologia da tempo sta agevolando anche la relazione medico-paziente – e viceversa – attraverso una sua particolare applicazione, la cosiddetta telemedicina.

## *Cos'è la telemedicina e come funziona*

Con la telemedicina viene fornita assistenza sanitaria a distanza, consentendo ai medici di esaminare, diagnosticare e trattare i pazienti senza che questi debbano essere presenti di persona. In sintesi, anziché andare fisicamente in uno studio medico o in ospedale, i pazienti possono ricevere cure e consulenze mediche attraverso dispositivi come computer, smartphone e tablet.

La telemedicina utilizza varie tecnologie per connettere medici e pazienti: tra le più usate c'è la videoconsulenza. I pazienti possono fissare un appuntamento con il proprio medico e collegarsi tramite una piattaforma sicura di videochiamata[68], durante la quale il me-

[68] La telemedicina si è dimostrata di grande supporto anche nella

dico può discutere i sintomi, esaminare visivamente il paziente e fornire consigli o prescrizioni mediche. In alcuni casi, i pazienti possono inviare domande o descrizioni di ciò che sentono tramite e-mail o app specializzate e i medici rispondere fornendo diagnosi e consigli senza la necessità di un incontro simultaneo.

La telemedicina consente ai pazienti anche di accedere ai propri dati medici online: possono visualizzare i risultati degli esami, aggiornare le informazioni sul loro stato di salute e comunicare con i medici attraverso portali sicuri.

Naturalmente agire «a distanza» comporta alcuni vantaggi.

I pazienti che vivono in aree remote o rurali hanno l'opportunità di accedere a cure specialistiche senza percorrere lunghe distanze. Questo è particolarmente utile per chi ha difficoltà di mobilità o vive in regioni in cui è presente un numero contenuto di strutture sanitarie.

La telemedicina riduce al minimo le attese: i pazienti ricevono, così, indicazioni e cure comodamente da casa, risparmiando tempo e riducendo lo stress. Meno spostamenti e meno infrastrutture fisiche si traducono in risparmio economico e in minor rischio di esposizio-

gestione psicologica dei pazienti oncologici. Le sessioni terapeutiche da remoto consentono loro di ricevere assistenza psicologica senza lo stress degli spostamenti e delle lunghe attese negli ospedali, particolarmente utile considerando i sintomi fisici ed emotivi legati alla malattia e ai trattamenti.
Questa modalità facilita la collaborazione tra professionisti della salute mentale, oncologi e altri operatori sanitari, migliorando il benessere complessivo dei pazienti.

ne a infezioni da parte dei più fragili. I pazienti con condizioni croniche possono beneficiare di un monitoraggio continuo, che permette di individuare tempestivamente eventuali problematiche e di intervenire in modo rapido ed efficace.

Ma la telemedicina comporta anche alcune sfide: non tutti i pazienti hanno accesso a dispositivi digitali o a connessioni internet affidabili, alcuni esami fisici e diagnostici non sono eseguibili a distanza, è essenziale utilizzare piattaforme sicure per evitare violazioni dei dati sensibili, medici e pazienti devono adattarsi all'uso delle tecnologie, con necessità di formazione alle nuove abitudini di cura.

La telemedicina rappresenta un cambiamento significativo, ma inesorabile, nel modo in cui si riceve e fornisce assistenza sanitaria, che continua comunque a integrarsi alla modalità in presenza. Tra i tanti lati positivi, va segnalata la capacità di promuovere un ruolo più attivo dei pazienti nella gestione della propria salute: la telemedicina favorisce una maggiore partecipazione nella pianificazione e nell'implementazione del piano di cura, trasformando così il tradizionale modello di assistenza sanitaria in un approccio più collaborativo e centrato sul paziente.

In sintesi, rappresenta una grande opportunità in grado di migliorare l'efficacia e l'accessibilità delle cure grazie al progresso continuo delle tecnologie e all'aumento della connettività, e tutto questo senza mai perdere il valore dell'esperienza personale, il contatto in presenza con i medici e gli specialisti di fiducia.

L'innovazione tecnologica in sanità ha quindi, sempre e comunque, l'obiettivo di essere «umana», oltre che sostenibile ed efficiente, e di occuparsi delle persone ponendole al centro di qualsiasi evoluzione o servizio.

Un compito che è stato facilitato e promosso da altri strumenti, come quelli utilizzati nell'ambito della comunicazione mediatica.

# 10

# «Normalizzare» il tumore: la comunicazione che avvicina

Ogni diagnosi di tumore è un evento drammatico per la persona e la famiglia che la riceve, a prescindere dal livello di gravità della malattia stessa[69].

La scienza si è occupata, e preoccupata, di raccontare «il vero», cioè che il cancro esiste da sempre (non è il male del secolo, come spesso si è detto), ma fa parte della storia dell'uomo sin dal principio, è la patologia potenzialmente più prevenibile e, oggi, grazie alla prevenzione, la più curabile, anche se non esiste ancora una cura «buona» per tutte le forme tumorali né è ancora possibile pensare di debellarlo per sempre, come è avvenuto per alcune malattie infettive. Normalizzare il tumore non è facile perché, di contro, c'è un universo

[69] Lo racconta bene Siddhartha Mukherjee, oncologo e docente alla Columbia University, autore de *L'imperatore del male. Una biografia del cancro*, che ha scritto «la cronaca di una malattia che, un tempo clandestina, si è trasformata in un'entità letale e multiforme, pervasa di una valenza metaforica, medica, scientifica e politica tanto profonda, da essere spesso descritta come la piaga della nostra epoca. Una malattia che fa ancora molta paura».

di fake news (notizie false) che circola velocemente, e spesso senza possibile controllo, sul web, e racconta tutto e il contrario di tutto, a nome di persone che si credono (e fanno credere) di essere esperte anche quando non lo sono.

Con il cancro non si scherza, purtroppo: la rete è un'ottima fonte di informazione su tutti gli argomenti, anche quelli oncologici, ma solo se le fonti sono autorevoli e quindi provengono dal mondo scientifico riconosciuto da tutti come tale, serio, che si basa su dati e prove condotte da esperti sul tema. Altrimenti il rischio è spaventare, spaventarsi – per chi è alla ricerca di rassicurazioni – e accrescere la distanza tra i malati e la patologia, anziché avvicinare, informare, rendere consapevoli, aiutare nel percorso.

La comunicazione sul cancro ha una storia lunga anche di successi, compiendo – e facendo compiere – passi da gigante nell'approcciare una malattia così temuta al vissuto della collettività.

## *Il mondo dei tumori letto attraverso i media. Tre esempi da ricordare*

*«Una dichiarazione di guerra contro il cancro.»*
La fotografia è quella in bianco e nero con il presidente alla sua scrivania nello Studio Ovale della Casa Bianca. È il 1971, il presidente Nixon è ritratto mentre firma il *National Cancer Act*. Vengono assicurati finanziamenti alla ricerca, reso indipendente il National Cancer

Institute e, soprattutto, si incoraggia l'idea che i tumori possano essere scoperti e curati, modificando la percezione dell'opinione pubblica verso la lotta ai tumori, non più delegata e relegata a medici, oncologi e ricercatori, ma quale attività globale, che coinvolge ogni cittadino, personalmente. La firma del *National Cancer Act* di Nixon ha una grandissima eco sui media americani e, più in generale, in tutto il mondo. Rappresenta una sorta di spartiacque perché, per la prima volta, una fonte autorevole e laica afferma che il tumore si può sconfiggere. Una dichiarazione confortata da investimenti importanti e un ottimismo contagioso, che porta anche altri Paesi a considerare questa «guerra» una priorità per le istituzioni.

Parte da qui il moderno utilizzo dei media nella lotta al cancro.

Dal 1971 a oggi il tema, passo dopo passo, conquista sempre più spazio su quotidiani, radio e televisioni, anche del nostro Paese.

Si iniziano a spiegare i progressi della ricerca, a parlare di speranza, con una crescita esponenziale di testimonianze di personaggi famosi che, con i loro racconti di vita vissuta, hanno contribuito, in toto o parzialmente, a rendere il tumore una malattia curabile persino nell'immaginario collettivo. Ma suscita anche attenzione, sensibilità, educazione, informazione e formazione, aiutando la comunità scientifica a diffondere messaggi importanti e complessi a tutti i livelli della popolazione.

### *2 luglio 1981: viene presentata al mondo la quadrantectomia*

In quella data la giornalista americana Jane Brody pubblica un articolo sulla prima pagina del «New York Times» su uno studio italiano sul cancro al seno guidato dal giovane oncologo Umberto Veronesi appena uscito su una rivista di assoluto livello, il «New England Journal of Medicine».

Per la prima volta si dimostra che la mastectomia può essere evitata: una notizia epocale[70].

Per circa un secolo, infatti, le donne che si ammalavano di tumore al seno venivano trattate con una mastectomia radicale profonda e mutilante, indipendentemente dallo stadio della malattia. Dopo quella pubblicazione, le pazienti si erano mobilitate chiedendo a gran voce che, quando possibile, la mastectomia venisse evitata. «Il mio studio era stato riportato su un'importante rivista medica, ma io ero pessimista: è difficile che gli studi convincano in breve tempo la comunità scientifica a cambiare il proprio atteggiamento. È stato grazie a una giornalista scientifica e a un giornale se questo è successo e, soprattutto, grazie alle donne che si sono coalizzate e hanno di fatto trasformato il modo

[70] Fra il 1973 e il 1980, Veronesi aveva operato con il suo gruppo circa settecento donne con un tumore al seno più piccolo di due centimetri e senza linfonodi palpabili. Per metà delle pazienti aveva seguito il protocollo tradizionale con la mastectomia radicale, nelle altre, invece, aveva asportato soltanto il tumore, con una quadrantectomia. Durante il periodo dello studio, si erano verificati tre casi di recidive nel primo gruppo e soltanto uno nel secondo, e gli esiti erano del tutto sovrapponibili.

di curare il tumore al seno» ha ricordato il professor Veronesi.

Da allora la quadrantectomia è diventata pratica medica comune in tutto il mondo, cambiando per sempre la chirurgia del tumore del seno.

*La scelta coraggiosa di Angelina Jolie*

È il 14 maggio del 2013: ancora il «New York Times» ospita un intervento di Angelina Jolie, una delle attrici e registe più famose al mondo, in cui comunica di essersi sottoposta a una mastectomia preventiva per evitare il rischio di ammalarsi di tumore. Per una volta l'attrice non parla dei suoi film o degli impegni umanitari, ma di cancro, in particolare di quello che ha colpito e causato la morte della madre e di quello che lei ha voluto evitare sottoponendosi a una doppia mastectomia fra il febbraio e l'aprile dello stesso anno. «Mia madre ha combattuto il cancro per dieci anni ed è morta quando ne aveva cinquantasei; molto spesso parliamo di lei e della sua malattia e i miei figli mi chiedono se può capitare lo stesso a me. Io dico di no, ma la verità è che ho un gene difettoso (dal nome BRCA1) che aumenta il rischio di cancro al seno e alle ovaie. [...] Ho deciso di rivelare ciò che ho passato ora perché la mia esperienza possa essere d'aiuto ad altre donne. Cancro è una parola che mette ancora paura alle persone, che fa sentire tutti impotenti, ma ora, con specifiche analisi del sangue, si può scoprire se si è predisposti a tumore al seno e alle ovaie e fare così le dovute scelte. Per tutte le donne che mi leggono, spero di poter far capire loro che hanno una opportunità, specialmente se ci sono storie familiari in cui ci sono stati casi di tumore al seno o alle ovaie.»

In poche frasi, l'attrice lancia un messaggio chiaro, forte, preciso a tutte le donne. La notizia in poche ore fa il giro del mondo: si apre un dibattito, anche scientifico, le donne vogliono capire i termini usati nel testo, si introduce il tema del «counseling genetico»[71], con l'opportunità (talvolta la necessità) di intervenire per prevenire e ridurre le percentuali del rischio di ammalarsi di cancro.

Queste tre storie, tre vicende, tre narrazioni testimoniano il ruolo della comunicazione nel portare all'attenzione di tutti, e alla portata di tutti, tematiche che sono state considerate e discusse, per molto tempo, esclusivamente a livello scientifico.

Raccontare questa malattia non è mai stato semplice e nemmeno gradito dall'opinione pubblica: con gli anni, però, anche le persone hanno cominciato a familiarizzare con il fatto che se ne parlasse sempre di più, sui giornali, nelle trasmissioni televisive, in rete, come una delle tante malattie che si possono affrontare e da cui si può guarire.

Il 5 novembre del 2003 apre «Sportello Cancro» sul

[71] Con il counseling genetico si ha l'obiettivo di valutare la possibile presenza o il rischio di presenza, in una famiglia, di un disordine genetico che potrebbe predisporre allo sviluppo di tumori. Attraverso il counseling lo specialista in genetica medica valuta l'indicazione al test genetico per la prevenzione oncologica.

sito del «Corriere della Sera». Per la prima volta «cancro» diventa il nome di una sezione digitale di uno dei più importanti quotidiani italiani e, da allora, «Sportello Cancro» è diventato un punto di riferimento per milioni di pazienti, presentando ogni giorno notizie e informazioni scientifiche rilevanti per la popolazione sana, oltre che per quella malata, scritte in modo semplice, comprensibile, accessibile a tutti.

In questi stessi anni i media si occupano dei progressi della ricerca, parlano di epidemiologia, cominciano a dare spazio alla prevenzione. Nel 2014 e 2015 inizia a diffondersi il concetto di cronicizzazione del cancro, nel 2019 quello di guarigione, termine mai usato prima in oncologia, preferendolo all'americano «long survival»; si parla e si scrive di «qualità di vita», perché i malati non solo vogliono vivere tanti anni, ma vogliono anche vivere bene.

Ampio spazio sui media lo trovano anche le associazioni dei pazienti, sempre più forti, coese, e sempre più portate alla realizzazione di quello che un tempo sembrava un sogno: il tumore non più «male incurabile». Accade talvolta che tornino definizioni considerate superate: così Paolo Rossi o Gianluca Vialli hanno lasciato questo mondo «per un male incurabile» e personaggi noti e meno noti scompaiono dopo avere lottato a lungo contro «un brutto male», ma non è più la regola, e la comunicazione oncologica sui media ha lavorato tanto e a lungo per eliminare i pregiudizi che per decenni hanno caratterizzato questa malattia e perché i malati e i familiari non provassero più imbarazzo a parlarne.

Così accade che persone del mondo della cultura, dello spettacolo, dello sport si sentano liberi di raccontare la loro malattia mettendosi a nudo e condividendo tutte le emozioni che la nuova condizione di paziente porta con sé. Uno dei primi esempi è stato quello della showgirl Lorella Cuccarini, alla quale è stata asportata la tiroide nel 2002 a causa di un nodulo maligno. La Cuccarini si è sottoposta all'intervento e alle cure successive: da allora non nasconde questa sua esperienza, superata con coraggio e determinazione: «È stata dura, ci ho sofferto... Ho attraversato tutti i cieli, cinerei e luminosi, e imparato a vedere il bicchiere mezzo pieno. Ora sono ebbra di felicità».

Recentemente ha parlato della sua malattia il cantante Fedez, e la principessa del Galles, Kate Middleton, in un video dell'inverno 2024, ha annunciato al mondo su una piattaforma web di essere nella fase di trattamento di un tumore dopo essere stata operata un paio di mesi prima.

«A gennaio ho subito un importante intervento chirurgico all'addome a Londra e all'epoca si pensava che la malattia non fosse una forma tumorale. L'intervento ha avuto successo. Tuttavia, i test effettuati dopo l'operazione hanno rilevato che era presente un cancro. Il mio team medico mi ha quindi consigliato di sottopormi a un ciclo di chemioterapia preventiva e ora sono nelle fasi iniziali di tale trattamento. [...] In questo momento penso anche a tutti coloro le cui vite sono state colpite dal cancro. Per tutti coloro che affrontano questa malattia, in qualunque forma, per favore non perdete la fede o la speranza. Non siete soli.»

Con l'avvento dei social media, la comunicazione sui temi oncologici ha superato i confini del mondo giornalistico e di quello scientifico diventando patrimonio di tutti.

Chi si ammala ha la possibilità, il diritto e lo spazio per raccontare, nel bene e nel male, la sua esperienza; i familiari si incontrano online e si confrontano, i medici restano in ascolto, capendo meglio i bisogni dei loro pazienti, oppure intervengono, quando ritengono sia il caso.

Di sicuro sono sempre più adoperati da tutti: ad esempio Alessandro Baricco ha motivato così la decisione di comunicare la sua malattia sui social: «Una scelta pratica, lo devi dire che non stai bene e lo devono capire. I social non c'erano prima. Mi è accaduto due volte, ed è stato molto utile. Ho scoperto che c'è un sacco di gente che mi vuole bene. Quell'ondata di affetto vero. Aveva dato senso alla loro vita e gli veniva a mancare un maestro con cui avevano un'intimità. Io avevo un passato da antipatico non ero abituato che il mondo mi volesse bene. È stata un'esperienza forte. Che poi le malattie dei vip siano diventate notizia prelibata mi lascia un po' interdetto. Lì è scattato un giro vizioso, troppi raccontano dettagli, genera effetto paura. Non so se diamo il messaggio giusto. La mia malattia è un'anomalia, la prende uno su centomila. State tranquilli».

Interessante l'approccio di Baricco che, pur nella grande fatica del momento, ha avuto la forza di essere presente, guardare quello che sta accadendo con emozione e lucidità, e diventare testimonial di una vita che scorre insieme alla malattia.

Sui social, anche le parole della malattia cambiano: ci sono i pazienti esperti, che hanno voluto sapere tutto, sanno tutto di ciò che sta accadendo e possono/vogliono mettere a disposizione la loro conoscenza ad altri; ci sono i pazienti che vogliono essere solo rassicurati, quelli che chiedono aiuto ad altri su come affrontare situazioni complesse, come parlare del proprio stato di salute con i figli o in ambito professionale.

Sui social il linguaggio legato al tumore è diverso, più semplice (anche se semplificare in medicina non è affatto facile), più «umanizzato», soprattutto quando non ci sono ruoli da mantenere, anche se il rischio di errore o di diffondere informazioni errate è sempre molto alto.

## *Le parole che raccontano il tumore oggi*

Nel mondo scientifico, invece, le parole che meglio rappresentano lo stato dell'arte in ambito oncologico (con un occhio al futuro) sono cinque: cronicizzazione, diritti, riabilitazione, guarigione, tossicità finanziaria. Sono i termini che sottolineano i risultati dell'innovazione e dei progressi della ricerca, ma anche quelli che sono oggetto di maggiore interesse tra i pazienti, i familiari, i clinici, gli operatori sanitari. Segue ora una breve analisi di ciascuna di queste.

*1. Cronicizzazione*

«Se non sempre si può eliminare il tumore, è però possibile conviverci con buona qualità di vita per molto tempo.» Fino a una decina di anni fa, questa frase poteva sembrare una follia, oggi è realtà: sono sempre più le persone che a distanza di diversi anni riescono a convivere con un tumore avanzato, anche metastatico, con una buona, talvolta ottima, qualità di vita. E sono sempre più le neoplasie che si possono cronicizzare, tenute sotto controllo da terapie con minori e più gestibili effetti collaterali.

*2. Diritti*

L'aumento del numero dei pazienti che guariscono o sono in fase di cronicizzazione ha portato a considerare altri aspetti nel percorso di vita di queste persone, non solo quelli strettamente legati alla terapia. Un passaggio importante è avvenuto il 23 settembre 2020, quando è stato ufficialmente presentato il Codice Europeo contro il Cancro che contiene i dieci diritti fondamentali dei quali i pazienti non possono e non devono essere privati: questi sono legati ad aspetti psicologici, di salute ed economici e mirano al ritorno a una vita di relazione piena, al reinserimento nel mondo del lavoro e nel tessuto socio-economico.

Il Codice si rivolge ai malati di tutte le età, ma rappresenta i diritti fondamentali anche di chi non ha avuto una diagnosi di tumore[72].

[72] Questo l'elenco dei dieci diritti che ogni paziente deve avere:
1. Accesso equo: un equo accesso a una terapia oncologica economica e di alta qualità, che includa il diritto a un secondo consulto medico.

### *3. Riabilitazione*

La riabilitazione oncologica è uno degli approcci più recenti a supporto delle tradizionali cure. L'obiettivo è migliorare la qualità di vita durante la malattia con un aiuto concreto, diretto e misurabile non solo verso il paziente, ma anche all'interno della famiglia. Questo approccio vuole limitare al minimo la disabilità fisica, il

2. Informazione: tutte le informazioni riguardanti lo stato della tua malattia e il trattamento in corso, da parte sia del gruppo medico curante sia di altre fonti attendibili quali le organizzazioni rappresentanti i pazienti e i professionisti del settore.
3. Qualità, esperienza e risultati: informazioni sulla qualità e sicurezza della terapia, sul livello di esperienza e sui risultati già raggiunti nella cura del tuo tipo di cancro nel centro oncologico dove sei sottoposto a trattamento.
4. Terapia specializzata e multidisciplinare: essere curato da un gruppo medico specializzato e multidisciplinare, che faccia idealmente parte di una rete globale dedicata alla terapia oncologica.
5. Decisioni condivise: partecipare assieme al proprio gruppo medico a un sistema decisionale condiviso riguardo tutti gli aspetti della terapia.
6. Ricerca e innovazione: essere informato circa tutte le recenti ricerche che possono essere rilevanti per il tuo caso e sulla possibilità di partecipare ad attività di ricerca in corso.
7. Qualità della vita: discutere con il gruppo medico che ti segue le tue priorità e preferenze, così da ottenere la migliore qualità di vita possibile.
8. Integrazione di cure adiuvanti e palliative: ricevere una terapia adiuvante e palliativa ottimale, quando necessario, durante ogni fase dell'iter di cura.
9. Sopravvivenza e riabilitazione: ricevere e discutere con il gruppo medico che ti segue un piano chiaro, gestibile e raggiungibile per la tua sopravvivenza e riabilitazione.
10. Reintegro: essere completamente reintegrati nella società e protetti da ogni pregiudizio e discriminazione riguardante il cancro, con lo scopo di ritornare a condurre una vita il più possibile normale.

deficit funzionale, cognitivo e psicologico che può manifestarsi a seguito delle terapie, accompagnando il paziente verso una vita il più possibile uguale a quella precedente all'insorgenza della malattia. I programmi di riabilitazione sono personalizzati in base alla singola storia di salute e di vita, e coinvolge un team composito con diverse figure, dallo psiconcologo al fisioterapista.

*4. Guarigione*

Per decenni la parola «guarigione» in ambito oncologico è stata considerata un tabù. Eppure in Italia circa un milione di pazienti, oggi, può essere considerato guarito a tutti gli effetti: non sta seguendo alcun trattamento e presenta un'aspettativa di vita pari a quella della popolazione generale che non ha mai ricevuto una diagnosi.

Riconoscere e accettare la parola «guarigione»[73] è importante dal punto di vista pratico ma anche psicologico. È un termine che dà fiducia al momento della diagnosi, permette di vivere con maggiore serenità e di affrontare alcuni aspetti legati alle attività concrete quotidiane con una nuova visione della vita.

*5. Tossicità finanziaria*

Una diagnosi di cancro, oltre a rappresentare un evento traumatico dal punto di vista emotivo e della salute,

[73] Il termine «guarigione» per alcune forme di neoplasia è stato «sdoganato» dalle molte Società Scientifiche, in primo luogo dall'ASCO (American Society of Clinical Oncology), dall'ESMO (European Society for Medical Oncology), dall'AIOM (Associazione Italiana di Oncologia Medica).

può causare anche notevoli difficoltà economiche. Questo fatto è definito «tossicità finanziaria» e colpisce il 26% dei malati oncologici: è legato a diversi fattori, tra cui i costi che i malati devono sostenere per recarsi nei luoghi di cura[74].

Uno studio italiano ha dimostrato che, su 3760 cittadini con tumore, al momento della diagnosi il 26% doveva affrontare problemi di natura economica e il 22,5% ha peggiorato questa condizione di disagio durante il trattamento. Questi ultimi, inoltre, hanno un rischio di morte nei mesi e anni successivi più elevato del 20%. Il tema della tossicità finanziaria sta assumendo sempre più rilevanza perché rischia di generare divisioni e disparità tra i malati.

Alle cinque parole se ne aggiunge una sesta, che è entrata nel linguaggio comune concretizzandosi in molteplici azioni virtuose. Questa parola è «prevenzione».

La comunicazione divulgativa in ambito medico-scientifico è stata fondamentale nel contribuire alla diffusione dei concetti connessi alla prevenzione. Oltre a informare correttamente, si è assunta il compito di sensibilizzare la collettività sull'importanza di seguire stili di vita salutari e di occuparsi personalmente della prevenzione, alleata importantissima per scongiurare molteplici malattie e diagnosticarle all'esordio.

[74] In Italia, nel 2022, quasi 28.000 pazienti oncologici hanno cambiato regione per curarsi, in particolare per sottoporsi a un intervento chirurgico.

# 11

# La prevenzione: una risorsa per tutti, una responsabilità di tutti

Sono passati più di quarant'anni da quando si è fatto strada il concetto di prevenzione in ambito oncologico: nel 1981 due epidemiologi, Richard Doll e Richard Peto, hanno pubblicato il primo elenco ufficiale, scientificamente controllato, dei principali fattori di rischio che possono favorire l'insorgenza del tumore. Nasceva dalle osservazioni che avevano raccolto in alcuni decenni di lavoro: tra gli elementi individuati compaiono il fumo di sigaretta, l'alimentazione scorretta e altre cause come virus, ormoni e radiazioni.

I fattori di rischio, nel tempo, sono rimasti gli stessi e, a questi, grazie al continuo impegno dei ricercatori, se ne sono aggiunti altri, come l'inquinamento, l'ereditarietà, l'eccesso ponderale, le alterazioni genetiche, e la lista probabilmente è destinata a diventare ancora più lunga.

Decine di lavori scientifici, pubblicati sulle principali riviste, hanno dimostrato che il 40% dei casi di tumore potrebbe essere evitato seguendo stili di vita sani (no fumo, no consumo eccessivo di alcol, dieta corretta e attività fisica costante), applicando delle normative per il controllo dei cancerogeni ambientali e implementando gli screening.

La prevenzione gioca un ruolo importantissimo, quindi, nella protezione dall'insorgenza dei tumori, esprimendosi in tre forme distinte: prevenzione primaria, secondaria e terziaria.

## *Un approccio per ogni fase del percorso di salute*

La prevenzione primaria ha l'obiettivo di intervenire su un fattore di rischio o una o più cause che portano alla formazione del tumore. Lavora per evitare che le persone si ammalino, responsabilizzandole sull'importanza di scegliere comportamenti salutari, e perché mettano in atto tutte le azioni possibili per evitare il tumore, ad esempio aderendo alle campagne di vaccinazione contro alcuni agenti infettivi che possono provocarlo.

La prevenzione primaria agisce sugli individui sani, mentre la secondaria si attiva quando la malattia c'è ma si vuole diagnosticarla il più presto possibile, prima che il paziente si accorga di averla (non si sono ancora sviluppati i sintomi). Lo strumento di azione principale di questa forma di prevenzione è la diagnosi precoce, che si realizza per alcune forme tumorali attraverso gli screening che coinvolgono tutta la popolazione: gli screening permettono di agire rapidamente, aumentare le opportunità terapeutiche rallentandone la progressione e riducendo gli effetti negativi. Un esempio di prevenzione secondaria sono il Pap test e la mammografia nella popolazione femminile sana, o la ricerca di sangue occulto nelle feci.

Lo scopo della prevenzione terziaria è quello di evitare le recidive e la formazione di metastasi dopo la prima fase delle cure: non si tratta, quindi, di prevenire la malattia ma i suoi esiti più complessi. Rientrano nella prevenzione terziaria anche tutte quelle misure riabilitative e assistenziali che hanno l'obiettivo di reinserire il malato in ambito familiare, sociale e lavorativo e aumentare la qualità della sua vita (ad esempio misure di riabilitazione motoria, supporto psicologico, indicazioni sui corretti stili di vita eccetera).

## *La prevenzione dei tumori dipende prima di tutto dalle scelte di vita*

I sistemi di sorveglianza sulla salute della popolazione italiana «PASSI»[75] e «PASSI d'Argento»[76] si occupano

[75] PASSI (Progressi delle Aziende Sanitarie per la Salute in Italia) è un sistema di sorveglianza in sanità pubblica avviato nel 2006 con l'obiettivo di effettuare un monitoraggio a 360 gradi sullo stato di salute della popolazione adulta italiana. PASSI raccoglie, in continuo e attraverso indagini campionarie, informazioni dalla popolazione italiana adulta (18-69 anni) sugli stili di vita e i fattori di rischio comportamentali connessi all'insorgenza delle malattie croniche non trasmissibili e sul grado di conoscenza e adesione ai programmi di intervento che il Paese sta realizzando per la loro prevenzione.

[76] PASSI d'Argento (PdA) è il sistema di sorveglianza dedicato alla popolazione anziana, di 65 anni e più. Oltre a raccogliere le

di stimare la prevalenza di fumo, consumo di alcol, sedentarietà, eccesso ponderale e abitudini alimentari (come consumo di frutta e verdura) nella popolazione di 18-69 anni e nella popolazione ultra sessantacinquenne residente in Italia.

Nel biennio 2021-2022, in Italia, il 24% dei diciotto-sessantanovenni è risultato fumatore: fumano più frequentemente gli uomini, i più giovani del Centro-Sud, e questa abitudine sembra essere fortemente associata allo svantaggio sociale, perché è più diffusa fra le persone con difficoltà economiche o meno istruite.

Il 30% della popolazione è completamente sedentario, e all'inattività fisica, in genere, si accompagnano sovrappeso e obesità, altri importanti fattori di rischio oncologico. Più di quattro adulti su dieci sono in eccesso ponderale, in particolare il 33% è in sovrappeso e il 10% è obeso.

L'obesità è poco più frequente fra gli uomini, aumenta significativamente con l'età e si riscontra in particolare tra le persone con svantaggio sociale.

Cosa significa tutto questo?

Che le persone, adottando una serie di comportamenti scorretti, mettono a rischio la loro salute è un

tipologie di dati di PASSI, PdA contempla anche informazioni su molti aspetti volti a descrivere la qualità di vita e i bisogni di cura e assistenza delle persone ultra sessantacinquenni, con uno sguardo nuovo al fenomeno dell'invecchiamento, a partire dalla definizione di «invecchiamento sano e attivo» voluta dall'Organizzazione Mondiale della Sanità.

dato di fatto, evidenziato da tempo con un aumento importante dell'incidenza dei tumori[77].

## *Buttare la vita in fumo*

Si stima che in Italia nel 2019 il 14,9% di tutti i decessi sia attribuibile al consumo di tabacco (circa 96.000 decessi, di cui più di 8000 per fumo passivo) e che sia responsabile di 558.000 anni vissuti con disabilità. Stando ai dati dell'Istituto Superiore di Sanità relativi al 2023, i fumatori sono 10,5 milioni, più del 20% della popolazione che supera i 15 anni di età.

Il fumo di tabacco è fortemente associato ai tumori del polmone, del cavo orale e di gola, esofago, pancreas, vescica, prostata e molte altre forme tumorali, ed è responsabile di numerose malattie gravi oltre ai tumori, come quelle cerebro-cardiovascolari (ictus e infarto), e le malattie respiratorie.

[77] Oltre all'incidenza, sta aumentando anche il rischio, in particolare nelle generazioni più recenti, come la Generazione X (nati tra il 1965 e il 1980) e i cosiddetti Millennials (nati tra la metà degli anni Ottanta e i primi anni del Duemila): un ampio studio condotto dai ricercatori dell'American Cancer Society (ACS) indica che il rischio riguarda diciassette tipi di tumore, inclusi quelli al seno, al pancreas e quelli gastrici. Ad esempio, l'incidenza per il tumore ovarico tra i nati nel 1990 è salita del 12% rispetto ai nati con il tasso di incidenza più basso; l'incidenza del tumore dell'utero del 169%. Anche i tassi di mortalità sono aumentati nei più giovani. Gli stili di vita sono cruciali per spiegare l'incremento registrato nei gruppi di età inferiore: molti esperti concordano nell'ipotizzare che sia dovuto a una diversa esposizione a fattori di rischio ambientali e comportamentali.

Secondo l'American Cancer Society, il consumo di tabacco è responsabile ogni anno nei Paesi industrializzati di circa il 30% di tutte le morti.

Una sigaretta contiene non solo tabacco, ma anche un numero altissimo di elementi dannosi e nocivi per l'organismo: durante la combustione, si sprigionano più di quattromila sostanze chimiche. Tra le più pericolose il catrame, che contiene elementi cancerogeni che si depositano nel polmone e nelle vie respiratorie. La nicotina, invece, è un alcaloide che influenza il sistema cardiovascolare e nervoso e induce dipendenza.

Non cominciare a fumare (o smettere al più presto!) è il miglior modo per ridurre nettamente il rischio di ammalarsi: secondo gli studiosi, dopo dieci anni di astinenza dalla sigaretta il rischio di decesso per tumore ai polmoni si dimezza rispetto a quello dei fumatori e si ipotizza che accada lo stesso anche per altri tipi di tumore legati al fumo, come quelli alla testa, al collo o all'esofago.

## *Muoversi il giusto per stare bene, da tutti i punti di vista*

Il 20% delle neoplasie è causato dalla sedentarietà. Sono stati pubblicati sulla rivista «JAMA Internal Medicine»[78] i risultati di un'indagine che ha coinvolto circa un milio-

[78] *Association of Leisure-Time Physical Activity With Risk of 26 Types of Cancer in 1.44 Million Adults*, in jamanetwork.com/journals/jamainternalmedicine/fullarticle/2521826.

ne e mezzo di cittadini americani e del Nord Europa e che ha evidenziato la forte correlazione tra attività fisica e riduzione del rischio per diverse forme di tumore. Questo calo è stato stimato in una percentuale compresa tra il 10% e il 42%. In particolare, correre, camminare o nuotare regolarmente diminuisce di oltre il 20% la probabilità di ammalarsi di alcuni tumori come quelli a fegato e rene, e di oltre il 40% di cancro all'esofago. I partecipanti sono stati seguiti per undici anni: in media coloro che praticavano attività fisica lo facevano per circa 150 minuti a settimana (cioè un allenamento di cinquanta minuti per tre volte a settimana), che corrisponde a quanto previsto dalle linee guida dell'Organizzazione Mondiale della Sanità per l'Attività Fisica 2016-2020.

E questo è solo uno dei tanti studi che hanno dimostrato che l'attività fisica è in grado di ridurre, oltre al rischio oncologico[79], anche quello legato all'insorgenza e alla progressione di malattie come il diabete di tipo 2, le malattie cardiovascolari e l'ictus. L'attività fisica esercita i suoi effetti protettivi riducendo i livelli ormonali (in particolare per le donne), abbassando i livelli di insulina, migliorando la risposta immunitaria, contribuendo a mantenere un peso corporeo nella norma e a evitare l'accumulo di grasso.

In Italia, nel biennio 2021-2022, il 30% della popolazione è risultata completamente sedentaria e il 24% parzialmente attiva, ovvero non ha raggiunto i livelli di attivi-

[79] L'attività fisica è anche un fattore protettivo per il tumore del colon-retto e della mammella per le donne sia in pre che in menopausa.

tà settimanale indicati dall'OMS. Dati preoccupanti, che richiedono una veloce inversione di tendenza: muoversi costantemente, se necessario sempre sotto controllo medico, fa bene anche a chi si è curato o si sta curando per un tumore, perché contribuisce a mantenere la forza e la massa muscolare, attiva il sistema immunitario, migliora la capacità respiratoria, aiuta a contrastare la sensazione di stanchezza cronica correlata spesso al tumore e persino a tollerare meglio la possibile tossicità dei trattamenti.

A questi benefici sull'organismo, si affiancano quelli a livello mentale: tenersi attivi contribuisce a combattere ansia e depressione e aiuta a mantenere un buon livello di autonomia nella vita quotidiana[80].

## *Fare buone scelte a tavola*

Nel biennio 2021-2022, in Italia, più di quattro adulti sono risultati in eccesso ponderale: il 33% era in

[80] Una camminata di almeno mezz'ora, un'attività aerobica costante e la pratica di un qualsiasi sport rappresentano veri e propri alleati per la salute. Grazie alla stimolazione di determinati muscoli e alla conseguente risposta del sistema circolatorio, il cervello produce ormoni benefici come l'adrenalina e la noradrenalina, molto utili per combattere lo stress e ridurre i livelli di cortisolo, ormone che, se presente in dosi eccessive, può favorire lo sviluppo di patologie fisiche e psicologiche.
Allo stesso tempo, dopo un certo numero di minuti passati in movimento, vengono immessi nell'organismo anche i cosiddetti «ormoni della felicità», come la dopamina e la serotonina: ecco quindi spiegata quella sensazione di euforia che spesso segue una sessione di corsa o una partita di calcio, basket, tennis (e di qualsiasi altro sport).

sovrappeso, il 10% era considerato obeso. È risaputo da tempo, grazie a innumerevoli studi internazionali sul tema, che una dieta sana ed equilibrata è in grado di ridurre fino a oltre il 30% il rischio di ammalarsi di tumore, oltre a salvaguardare da molte altre patologie. Le neoplasie più influenzate dalle scelte alimentari e dall'eccesso di peso sono quelle a colon-retto, seno, prostata, pancreas, fegato, ovaio, rene, esofago, cervice, utero ed endometrio.

Per stare bene basta affidarsi ai principi della Dieta Mediterranea.

Si tratta di una vera e propria cultura alimentare nata e sviluppatasi in Italia nei secoli da popolazioni di contadini e pescatori che si alimentavano con i prodotti dei loro campi o col pescato.

Quando si parla di Dieta Mediterranea, non si intende solo un insieme di indicazioni alimentari, ma anche di consigli di buone abitudini a tavola, rappresentati sinteticamente nella cosiddetta piramide alimentare[81]. Tre i principi-guida indicati per perseguire una sana alimentazione: la varietà (scegliere in modo vario permette di completare e integrare gli elementi nutri-

[81] La piramide alimentare è una rappresentazione grafica, semplice e intuitiva delle regole per una sana e corretta alimentazione. È il risultato dell'elaborazione di anni di ricerche del Dipartimento dell'Agricoltura USA (USDA) per migliorare le abitudini alimentari dei consumatori statunitensi. L'obiettivo della piramide alimentare è fornire consigli, suggerimenti e indicazioni utili per organizzare la propria alimentazione in modo che risulti equilibrata e completa.

zionali nel modo più corretto), la proporzionalità (assumere maggiormente gli alimenti più salutari, posti alla base della piramide, e limitare quelli posti al suo vertice) e la moderazione (ossia assumere poco, ma di tutto).

Il ruolo fondamentale nella salute delle persone della Dieta Mediterranea è stato riconosciuto anche dall'Unesco, che nel 2010 l'ha inserita nella lista dei patrimoni culturali immateriali dell'umanità. I suoi punti di forza sono: la presenza in giusta quantità di frutta e verdura (l'OMS raccomanda di consumare almeno 400 grammi di frutta e verdura al giorno, che corrispondono a circa cinque porzioni da 80 grammi), che forniscono vitamine, minerali e fibre, elementi che concorrono a prevenire cardiopatie e tumori, soprattutto quelli del tratto digerente; il limitato consumo di cibi contenenti grassi saturi e colesterolo, promuovendo invece alimenti ricchi di grassi buoni, come il pesce e l'olio extravergine di oliva, e di proteine vegetali, come i legumi; la presenza nel piatto di cereali soprattutto integrali, da consumare ogni giorno, nelle giuste quantità.

Ci sono alimenti, poi, da usare con grande moderazione, come il sale, le carni rosse e processate – queste ultime sono quasi da evitare. Va ridotto al minimo il consumo di bevande alcoliche (un bicchiere di vino per le donne, due per gli uomini, al massimo, ma gli studiosi stanno ancora dibattendo se esista davvero una quantità limite di alcol da considerare potenzialmente non dannosa all'organismo), e alcune sono praticamente vietate, come le bevande zuccherate.

La Dieta Mediterranea contiene indicazioni valide per tutti, anche per chi ha affrontato un tumore nel corso della vita: se non vi sono restrizioni specifiche, si tratta di un'alimentazione volta a mantenere il peso corporeo nei limiti della norma e a introdurre i giusti nutrienti. È una dieta varia, equilibrata, che si basa molto su alimenti vegetali. È la soluzione ideale anche per contrastare uno dei fattori di rischio più studiati negli ultimi anni: l'infiammazione.

L'infiammazione è un meccanismo di difesa naturale del corpo. In caso di lesioni o infezioni, l'infiammazione acuta è una risposta fisiologica che favorisce la guarigione e la riparazione del tessuto danneggiato. Tuttavia, alcune forme croniche di infiammazione in determinati organi favoriscono l'insorgere del tumore: un esempio è la malattia infiammatoria intestinale, che rappresenta un terreno favorevole per il tumore del colon-retto.

C'è un doppio legame tra infiammazione e tumori, che dipende da due diversi fenomeni. Da un lato, i geni coinvolti nello sviluppo del tumore possono stimolare processi infiammatori indipendentemente dal fatto che il tumore sia stato o meno concausato da un'infiammazione precedente: è il caso ad esempio del tumore al seno. Dall'altro, l'infiammazione aumenta il rischio di tumore sopprimendo le risposte immunitarie antitumorali e creando condizioni che favoriscono l'accumulo di mutazioni, la crescita e la sopravvivenza delle cellule tumorali, la formazione di vasi sanguigni che nutrono il tumore, la capacità della massa tumorale di invadere i tessuti circostanti e quella di formare metastasi.

Per evitare che si creino le condizioni più favorevoli allo sviluppo di stati infiammatori, un grande aiuto arriva dall'alimentazione: scelte corrette possono contribuire a mantenere l'organismo in salute e a prevenire patologie importanti.

L'infiammazione va tenuta sotto controllo anche dopo la diagnosi di tumore, seguendo le indicazioni alimentari fornite dall'oncologo e dal nutrizionista e rispettando le linee guida della Dieta Mediterranea. Secondo un recente studio, restare fedeli alla tradizione alimentare italiana si associa a una mortalità ridotta del 32%, e a una mortalità per cause cardiovascolari ridotta del 60%[82].

## *Moderare il consumo di alcol*

È ormai assodata la correlazione tra consumo eccessivo di alcol e insorgenza di alcune forme di tumore maligno[83], in particolare di quelle a fegato, colon, stomaco, esofago, testa-collo, in costante aumento soprattutto nella popolazione femminile.

[82] Questa ricerca ha mostrato che le persone che hanno ricevuto una diagnosi per qualsiasi tipo di tumore e che avevano aderito, nell'anno precedente il loro ingresso nello studio, a uno stile alimentare ispirato ai principi mediterranei vivono più a lungo rispetto a chi non segue la Dieta Mediterranea.

[83] Quasi un quarto di tutti i tumori causati dal consumo di alcol nel mondo, secondo le ultime ricerche, si sono verificati in Europa.

Il consumo di alcol è associato a 740.000 nuovi casi di cancro ogni anno a livello globale (2020), il 4,1% di tutti i nuovi casi di tumore. Le stime per l'Italia sono di diecimila nuovi casi l'anno causati dall'alcol, qualunque sia il tipo di bevanda alcolica consumata.

Al consumo eccessivo di alcol, poi, sono riconducibili oltre seimila casi ogni anno in Italia di carcinoma mammario.

La soglia limite del consumo alcolico è stabilita a 20 grammi al giorno per gli uomini (due bicchieri di vino da 125 millilitri) e 10 grammi al giorno per le donne (circa un bicchiere di vino).

Il consumo di alcol va, quindi, tenuto sempre sotto controllo: attenzione alle «grandi bevute» del fine settimana. Gli eccessi del weekend, infatti, contribuiscono alla formazione eccessiva di grasso addominale che a sua volta può causare altre patologie come cardiopatie e diabete. L'Organizzazione Mondiale della Sanità raccomanda la totale astensione dal consumo di alcol fino ai 15 anni, in quanto l'organismo non è in grado di smaltirne l'azione tossica in modo efficace, ma è anche fortemente sconsigliato dagli esperti dopo i 70 anni.

## *Controllarsi in modo periodico: anche questa è una scelta di salute*

La diagnosi precoce è un vero e proprio salvavita. Lo sanno i ricercatori, i medici, ma anche le istituzioni che, per diffondere la buona pratica di effettuare in modo regolare i controlli di salute in ambito oncologico, hanno messo a punto i cosiddetti screening, accessibili anche in Italia. Il Servizio Sanitario Nazionale infatti fornisce gratuitamente tre programmi di screening oncologici rivolti alle fasce di popolazione considerate a rischio per il tumore del seno (mammografia ogni due anni per le donne di età compresa tra i 50 e i 69 anni e 45-74 anni in molte regioni), della cervice uterina (Pap test ogni tre anni per le donne tra i 25 e i 64 anni) e del colon-retto (per uomini e donne, è la ricerca del sangue occulto nelle feci da effettuarsi ogni due anni tra i 50 e i 69 anni). Le modalità e l'adesione delle autorità sanitarie alle campagne di screening possono poi variare a livello regionale[84]. Secondo gli ultimi dati, lo screening mammografico ha raggiunto oltre l'85% della popolazione femminile, quello cervicale oltre l'88% e quello colon-rettale oltre il 79%. Diverse, invece, le percentuali di adesione: circa il 56% per lo screening mammografico, il 39% per quello cervicale e poco oltre il 38% per lo screening al colon-retto. Per tutti e tre gli screening vi è differenza di adesione tra Nord, Centro, Sud e isole.

[84] Alcuni programmi regionali di screening hanno sostituito il Pap test con il test HPV (*Human Papilloma Virus*, Papilloma virus umano), nell'ambito di progetti pilota o attività di routine, a seguito della pubblicazione delle raccomandazioni del Ministero della Salute nel Piano Nazionale della Prevenzione. Il test HPV viene proposto a partire dai 30-35 anni con intervallo quinquennale, mentre nella fascia di età precedente, fra i 25 e i 30 anni, si continua a utilizzare il Pap test con intervallo triennale. Numerosi studi hanno evidenziato una maggiore sensibilità del test HPV nell'individuazione di lesioni tumorali rispetto al Pap test.

Naturalmente l'obiettivo delle istituzioni è non solo di poter offrire il servizio a tutti, ma anche di incrementare in modo sempre più rapido il numero di adesioni perché siano individuate in modo precoce eventuali patologie oncologiche che, in molti casi, possono essere curate in modo più completo, efficace e duraturo.

Oltre ai controlli oncologici, oggi sono a disposizione altre soluzioni per fare prevenzione: tra questi spiccano i vaccini. Due in particolare quelli in uso a scopo di prevenzione oncologica: il vaccino contro l'HPV e quello contro l'epatite B.

Alcuni ceppi di Papilloma virus umano (HPV), sessualmente trasmessi, causano il tumore della cervice, il tumore dell'ano e alcune forme di tumore della testa e del collo: per questo dal 2007, anno in cui sono state eseguite le prime inoculazioni, questo vaccino è offerto gratuitamente alle giovanissime prima del primo rapporto sessuale, ma anche alle donne adulte.

L'infezione da virus dell'epatite B, invece, può aumentare il rischio di insorgenza di tumore al fegato: da tempo la vaccinazione contro questo tipo di virus è obbligatoria per i neonati e altamente consigliata a tutti, in primis persone particolarmente a rischio di infezione.

## *Quando la malattia c'è si può prevenire altro*

È il compito, come già accennato in precedenza, della prevenzione terziaria, che si occupa di contrastare prima di tutto la possibilità che la malattia si ripresenti nello stesso sito in cui si è manifestata la prima volta (recidiva) e in altre parti dell'organismo in forma di metastasi (ovvero ridurre il rischio di tumori secondari), ma anche di tenere sotto controllo/curare eventuali conseguenze che malattia e terapie possono avere determinato nel paziente e monitorarlo in modo regolare attraverso esami e screening dedicati per diagnosticare rapidamente eventuali altre patologie non tumorali che dovessero insorgere nel tempo.

Nella maggior parte dei casi, quindi, la prevenzione terziaria lavora per gestire/combattere gli esiti più complessi della malattia: è legata al controllo delle terapie e della loro corretta assunzione, alla gestione dei deficit e delle disabilità funzionali conseguenti allo stato patologico e fornisce cure e supporto adeguati.

La prevenzione terziaria è una strategia indispensabile per chi si è ammalato di tumore. Tanti gli esempi di persone che hanno combattuto diverse volte contro questa malattia e sono riuscite comunque a condurre una buona vita, anche per tantissimi anni.

«Ho vissuto più a lungo di quanto molte persone si aspettassero e voglio mostrare al mondo che il cancro non è una condanna a morte. Sto bene, sono forte. Penso che sia molto importante mantenere un messaggio positivo»: queste le parole dell'attrice e cantante Olivia Newton-John parlando della sua lunghissima lotta contro il tumore al seno due anni prima di doversi arrendere alla malattia nel 2022.

Il tumore al seno che le era stato diagnosticato per la prima volta nel 1992, era ricomparso poi una seconda volta nel 2013, e nel 2017 era tornato in una forma ancora più aggressiva. Nel 2018 l'attrice ha dovuto imparare a camminare di nuovo dopo che la malattia si era diffusa anche alle ossa e si era fratturata la base della colonna vertebrale. Olivia Newton-John ha comunque vissuto vent'anni dopo la prima diagnosi, un tempo inconcepibile fino a pochi decenni fa.

Un altro esempio è quello della cantante Emma Marrone alla quale, all'età di 24 anni, è stato diagnosticato un tumore all'utero e alle ovaie. La giovane è stata operata, ha affrontato la malattia la prima volta e ha combattuto anche anni dopo, quando si è ripresentata, diventando convinta testimonial sui temi della prevenzione e della diagnosi precoce. «Il ginecologo mi ha detto: tumore, operare con la massima urgenza. La neoplasia mi aveva preso utero e ovaie. Il dolore che provavo non era legato alla notizia tragica. Per me non era il cancro il problema. Il mio dolore era dover rinunciare al sogno della musica, ai sacrifici fatti… Ho avuto paura. Credo che sia stata la cosa che ho detto subito a mia mamma quando mi ha raggiunto prima dell'intervento. Già dirlo mi ha liberato da un peso. Continuerò sempre ad avere paura perché così evito di fare passi sbagliati e capisco il valore del coraggio… La seconda operazione l'ho voluta addirittura fare da sveglia con l'epidurale, volevo capire tutto in tempo reale: così ho saputo che mi stavano asportando un ovaio con la tuba. Ora sono una splendida ragazza mono ovarica… Da quando sono scampata al male mi sento un po' fortunata e un po' missionaria nei confronti dei giovani. A loro dico: mi raccomando, non bisogna vergognarsi di andare dal medico.»

### *La medicina preventiva: uno sguardo sul domani*

Quando si parla di prevenzione in ambito sanitario, ci si riferisce quindi a un complesso di misure utili a prevenire la comparsa, la diffusione e la progressione delle malattie, ma anche a impedire danni irreversibili quando la malattia è in atto: l'obiettivo della prevenzione è il bene comune, promuovendo il più alto livello di benessere psicofisico individuale[85] e collettivo.

Oltre a trattare le malattie quando si presentano, la prevenzione sanitaria mira ad anticipare i problemi potenziali, educando le persone sane e i pazienti ad adottare comportamenti salutari, pubblicizzando lo screening delle patologie e, soprattutto, comunicando ininterrottamente il valore vitale di questa risorsa imperdibile, in modo tale che divenga, sempre di più, la principale forma di medicina, superandone

[85] Quando si parla di «benessere psicofisico» si fa normalmente riferimento a qualcosa che va oltre la semplice assenza di malattia. Questa condizione indica uno stato soggettivo di salute globale che riguarda due principali aspetti della vita: quello fisico e quello mentale. Il benessere psicofisico coinvolge tutto ciò che ruota intorno al raggiungimento di un buon livello di serenità, se non addirittura di felicità e soddisfazione. Ed è per questo che, nell'ambito del benessere psicofisico, è particolarmente importante la sfera dell'emotività e dei sentimenti personali.

un'idea più tradizionale centrata sulla comparsa del sintomo[86].

I benefici che nascono da una medicina basata sulla prevenzione sono molteplici e giovano a tutti, anche a livello di comunità: il periodo che intercorre tra i 40 e i 70 anni è quello più esposto all'insorgenza di malattie croniche ed è proprio in questo arco di tempo che la prevenzione può rivelarsi insostituibile nel diagnosticare patologie gravi in tempi non sospetti per facilitare il processo di guarigione o, almeno, la possibilità di una prognosi più favorevole.

[86] Alcune forme tumorali si presentano più volte nella stessa famiglia: nella maggior parte dei casi questo avviene per anomalie genetiche che vengono trasmesse di generazione in generazione (ma non necessariamente provocando l'insorgenza del tumore). I tumori familiari e/o ereditari possono essere «prevenuti» individuandoli precocemente con una serie di test genetici che vengono effettuati nei centri di consulenza genetica oncologica. Specialisti dedicati studiano programmi personalizzati sulla singola persona per sorvegliare e anticipare un possibile tumore.

# 12
# Qualcosa è cambiato (o deve cambiare, al momento giusto)

*Qualcosa è cambiato* è il titolo di un film del 1997 diretto da James L. Brooks. Racconta di Melvin, interpretato da Jack Nicholson, famoso scrittore newyorkese, un uomo solitario e problematico, pieno di manie e affetto da un invalidante disturbo ossessivo-compulsivo che lo porta a essere sempre scontroso e sgarbato con chiunque. Nella sua vita monotona, fatta di abitudini che sembrano impossibili da cambiare, si trova a relazionarsi con Simon, giovane pittore vittima di un pestaggio dopo un furto, e con Carol, una cameriera del locale in cui si reca tutti i giorni per pranzare, amorevole madre single di un bambino cagionevole di salute. L'incontro con gli altri due personaggi lo porterà – per amore della ragazza, ma prima di tutto per diventare diverso da una parte di sé che comincia a riconoscere come limite di una vita più ricca e piena – a rompere gli schemi, a ricevere affetto da tutti, e a restituirlo, anche al piccolo quattro zampe di Simon, che ha sempre detestato.

Cos'è successo a Melvin?

Nel film il protagonista capisce che continuare con la «solita vita» non lo porta da nessuna parte, anzi, che abbandonarla, pur nei logici timori legati alle novità, lo potrebbe rendere più felice: accetta la sfida, comincia a credere più in se stesso, prende coraggio e, con l'aiuto delle persone a lui vicine, sperimenta. Questo gli regala subito esperienze belle e gratificanti. E allora, perché non cambiare? Perché non provare?

La vita non è un film, arrivare al lieto fine non è quasi mai così facile né veloce, come succede nei 138 minuti di *Qualcosa è cambiato*, ma l'obiettivo raggiunto da Melvin non è l'amore della ragazza, o l'affetto di un nuovo amico o del suo simpatico cagnolino, è il passo avanti compiuto nella sua vita che nessun altro potrà negargli, anche se le cose in futuro con la ragazza o l'amico dovessero in qualche modo cambiare o finire.

Abbandonare situazioni o comportamenti negativi o nocivi, guardare la vita con occhi diversi, prendere nuove decisioni nella direzione dello «stare bene», del sentirsi più solidi, appagati, anche se più aperti al mondo circostante: questo è ciò che spesso l'esperienza della malattia richiede quando irrompe interrompendo forzatamente il flusso della vita che si è costruita, seppur con sacrifici e fatiche, nel tempo.

Come comportarsi, quindi, quando si deve fare i conti con una realtà che non somiglia nemmeno lontanamente a quella vissuta prima della diagnosi e che, talvolta, non ha all'orizzonte immediato nemmeno la parola «fine»?

Il punto di partenza riguarda l'accettazione. Accettare la situazione, seppure dolorosa da tanti punti di vista, considerandola una parte ormai inevitabile della propria esistenza, pensando che può sempre evolversi positivamente, come accade in molti casi.

Accettare è un verbo con tanti significati, eppure quello che rimane in mente alla maggior parte delle persone è connesso all'idea di perdita: invece, secondo il vocabolario Treccani[87], l'accettazione ha lati positivi che sono stati spesso dimenticati. Questo diventa evidente leggendo i sinonimi del sostantivo, che parlano di accoglimento, di gradimento: quando si tratta di accettare un evento negativo, l'accettazione si accompagna a un concetto di serenità, di rassegnazione non necessariamente negativa.

Accettare la malattia non è affatto facile ma è il primo, fondamentale passo: le priorità sono cambiate, la salute sale al primo posto nella scala dei valori, accettarlo significa avere acquisito la consapevolezza che «questa novità» può aver compromesso quello che era lo scopo della propria vita fino a un attimo prima della diagnosi, significa che va riorientato anche il proprio impegno, non sperperando risorse verso un obiettivo al

[87] accettazione/atʃ:et:a'tsjone/ s. f. [dal lat. tardo *acceptatio -onis*] (con la prep. *di*). - 1. a. [l'accettare un dono e sim.] ≈ accoglimento, [con piacere] gradimento. ↔ rifiuto. b. (*estens.*) [l'accettare qualcuno] ≈ accoglimento, ammissione. ↔ rifiuto. 2. a. [l'accettare un incarico e sim.] ≈ (*non com.*) acconsentimento, gradimento. ↔ rinuncia, rifiuto. b. [l'accettare un'offerta e sim.] ≈ accoglimento (*non com.*) acconsentimento (a). ↔ bocciatura, rifiuto. 3. (*estens.*) [l'accettare un evento negativo e sim. con serenità] ≈ sopportazione. ↓ abitudine, adattamento, adeguamento, rassegnazione, ↔ opposizione, reazione, ribellione, in www.treccani.it.

momento irraggiungibile ma ottimizzando quelle stesse risorse, e il tempo, per perseguire altri scopi.

Due studiosi, Steve C. Hayes e Kelly G. Wilson definiscono l'accettazione della malattia (loro parlano di quella cronica, ma i loro concetti sono applicabili anche all'insorgenza di una patologia tumorale) come «la resa nella futile lotta per fermare i pensieri automatici e intrusivi sulla malattia» e «la sosta nella ricerca di una soluzione definitiva per i sintomi fisici».

Questo non significa essere passivi, né tollerare o sopportare, continuano gli studiosi, ma reindirizzare le energie ai propri valori personali, che vanno oltre la semplice gestione della malattia, affrontare i vissuti difficili come paura, imbarazzo, dolore e affaticamento, quando ciò consente di prendere parte ad attività gratificanti: in sintesi, di tratta di «un ri-orientamento dell'attenzione verso altri aspetti della vita»[88], ovvero accogliere ciò che la vita comporta dando una nuova

[88] McCracken L.M., Eccleston C., *Coping or acceptance: What to do about chronic pain?* in «National Library of Medicine», 105(1-2), 2003, pp. 197-204. Gli studiosi hanno analizzato in questa ricerca il ruolo potenziale dell'accettazione del dolore cronico dal punto di vista psicologico dal momento che, tentando di sbarazzarsi del proprio dolore, capita che si arrivi invece ad amplificarlo, intrappolandosi ancora di più in esso e trasformando l'esperienza in qualcosa di traumatico.
Definita come «la volontà di rimanere in contatto con pensieri e sentimenti senza doverli seguire o cambiare» (Hayes *et al.* 1994) e come «vivere con il dolore senza reazione, disapprovazione o tentativi di ridurlo o evitarlo» (McCracken 1998, McCracken 1999), l'accettazione del dolore cronico comporta un disimpegno dalla lotta con il dolore, un approccio realistico al dolore e alle circostanze a esso legate e un impegno in attività quotidiane positive.

direzione alla propria esistenza, lasciando spazio alle emozioni dolorose, ai pensieri dannosi che la mente propone, agli impulsi e ai ricordi spiacevoli e aprendosi a esperienze anche mai vissute prima, come ha scelto di fare Melvin in *Qualcosa è cambiato*.

Accettare, in conclusione, significa saper prendere quello che la vita pone dinnanzi, anche quando fa male e scombina tutti i piani e gli schemi che fino a quel momento l'hanno guidata, e cominciare a immaginare, costruire, vivere (anche) altro, altre esperienze, altre attività, altri incontri ricercando il benessere, la qualità della vita, la serenità, obiettivi comuni alla maggior parte degli individui.

In questo processo di cambiamento, nella direzione dello «stare meglio», il tempo ha un ruolo molto importante, perché la malattia scardina anche la percezione «infinita» che si tende ad avere rispetto al tempo a disposizione nella propria vita.

Il filosofo Seneca era ossessionato dal concetto del tempo[89].

«Comincia a vivere subito e considera ogni giorno come una vita a sé» scriveva, monito che vale per gli esseri umani, ancora di più quando un tumore si è affacciato nella propria vita, o in quella di uno dei cari, e il tempo acquista altro senso e valore.

89 Il *De brevitate vitae* (*Sulla brevità della vita*), decimo dei *Dialoghi* di Seneca, è una delle più note fra le opere di Seneca, nella quale il filosofo, retore e politico romano, illustra la sua tesi relativa al tempo: non è la vita in sé a essere troppo breve, sono gli esseri umani a non viverla appieno.

Vivere secondo i principi espressi da Seneca richiede una consapevolezza costante e la capacità di rimanere ancorati nel presente, godendo il buono che quel giorno, quel presente può dare, assaporando ogni esperienza e riducendo la tendenza a rimuginare sul passato o ad angosciarsi per il futuro, ma richiede anche di impegnarsi attivamente perché ci sia del buono, della gioia, della serenità in ogni singolo giorno.

Considerare ogni giornata come una vita a sé stante significa vivere con intenzionalità, ponendo attenzione alle scelte, alle azioni e ai pensieri, assicurandosi che riflettano i valori personali e le aspirazioni più profonde, e prendersi un momento per riconoscere la bellezza di ciò che spesso viene dato per scontato.

Vivere ogni giorno come un'entità autonoma aiuta ad affrontare le sfide con rinnovato coraggio e resilienza, sapendo che porta con sé la possibilità di un nuovo inizio e la capacità di superare gli ostacoli.

La saggezza di Seneca incoraggia a semplificare la vita, a ridurre le complicazioni che spesso ci si autoimpone, a trovare soddisfazione nelle gioie semplici e autentiche nel quotidiano, senza soffrire, invece, per ciò che sembra mancare.

## *Il tumore non è più una malattia senza futuro*

È così da diversi anni e lo sarà sempre di più, come dimostrano i numeri delle persone che guariscono e di quelle che convivono con la malattia per tanti anni senza che questa limiti eccessivamente il corso della loro esistenza.

La ricerca di base e quella applicata[90] hanno compiuto passi da gigante, anche per questo la patologia tumorale non è un male incurabile per numerosissimi pazienti nel mondo.

Decisivo in tutto il processo evolutivo è l'apporto delle nuove tecnologie che, anche in questo ambito, stanno funzionando come acceleratori intelligenti di innovazioni e soluzioni, sempre guidate dall'esperienza e dalla competenza di professionisti di valore.

I media e l'universo della comunicazione scientifica e della divulgazione hanno già contribuito, e continuano a farlo ogni giorno, a trasferire le informazioni più serie e utili a tutti i livelli della collettività sui temi oncologici (e non solo, ovviamente), raccontando anche tante storie a lieto fine e ribadendo in ogni occasione l'importanza vitale della prevenzione.

A partire proprio dalla prevenzione entra in gioco, però, il singolo individuo che ha da tempo, e deve avere sempre di più, un ruolo attivo nel preservare la salute, il benessere psicofisico, facendo scelte corrette che

[90] La ricerca scientifica viene generalmente divisa in due tipi: ricerca di base (chiamata anche ricerca fondamentale) e ricerca applicata. La ricerca di base si concentra sull'andare oltre i confini della comprensione umana e generare nuove conoscenze. Un esempio è lo studio del funzionamento di un processo fisiologico a livello molecolare. La ricerca applicata si concentra sull'applicazione delle conoscenze esistenti per la creazione di soluzioni a problemi specifici. Un esempio è lo sviluppo di una cura per una malattia.

riguardano gli stili di vita, sottoponendosi regolarmente ai controlli di diagnosi precoce ma anche dopo, nel caso in cui sia sopraggiunta una malattia come il tumore: la responsabilità continua, responsabilità che significa anche libertà, autonomia, capacità di non vivere l'evento solo «da paziente» (dal latino *patiens*, participio presente di *pati*, soffrire, sopportare, che si traduce anche in «incline alla sopportazione, meticoloso, malato in cura da un medico»), ma di combattere la malattia insieme ai medici, al personale sanitario, alla famiglia, alle persone care, senza mai perdere di vista, ogni giorno – come vorrebbe Seneca – la ricerca di una forma di felicità, qualsiasi essa sia.

«Fate il primo passo con fiducia. Non è necessario vedere tutta la scala, basta salire il primo gradino» afferma convinto Martin Luther King, ed è questo ciò che è davvero importante: fare il primo passo verso un nuovo benessere, mettendo in pratica strategie semplici che possono, fin da subito, essere usate come risorse positive a cui attingere nel cammino non facile verso un nuovo stare bene, autentico, congruo, coerente con la fase della propria esistenza che si sta compiendo.

# TERZA PARTE

# 13
# Un nuovo modo di stare bene è possibile

Ogni giorno in Italia oltre mille persone ricevono una diagnosi di tumore. Da quel momento in poi inizia un percorso che, sempre più spesso, porta alla guarigione e/o alla cronicizzazione della malattia.

Nel caso del tumore al seno, ad esempio, 88 donne su 100 sono ancora in vita a cinque anni dalla diagnosi e oltre 60 donne su 100 possono considerarsi guarite. Per il tumore alla prostata, il più diffuso a livello maschile, la sopravvivenza a cinque anni arriva al 91%.

Cosa significa tutto questo?

Che una diagnosi di tumore per tantissime persone è solo un momento difficile della propria esistenza, magari lungo e doloroso, ma non ne rappresenta la fine.

Spesso chi subisce un trauma importante, e la diagnosi di una patologia tumorale per molti pazienti lo è, non sa come affrontare «la nuova vita» dopo il tumore.

Non sa come considerare il suo passato perché i valori e le priorità non sono più gli stessi, non sa cosa aspettarsi dalla vita con il tumore, perché per alcuni anni dovrà affrontare controlli periodici e/o cure preventive.

È vero che esiste un «prima e un dopo» il tumore, ma quel «dopo» può essere altrettanto gratificante, sereno, piacevole come «il prima»: solo, semplicemente, «diverso».

Esistono molte possibilità di supporto per affrontare le prime fasi della nuova vita, tra cui quello psicologico, che può essere di grande aiuto sia a chi si è ammalato sia ai familiari e ai caregiver che hanno condiviso questa dura esperienza, ma ci sono anche passaggi personali da compiere che sono, per certi versi, inevitabili, e che costituiscono però l'avvio di un modo nuovo di stare bene.

### *Dopo il tempo sospeso della malattia è tempo di pensare ad altro: lo dice anche la scienza*

Accertamenti, diagnosi, terapie, ulteriori verifiche, altri trattamenti: l'iter della malattia si è preso settimane, mesi, magari anni, ma non rappresenta la vita stessa.

Dopo il periodo più complesso, quando il percorso diventa più leggero, più vicino a ciò che le persone vivono come «la normalità», seguendo sempre le indicazioni dei medici di riferimento, si può tornare a fare progetti, a porsi obiettivi: programmare è motivante, consente di concentrarsi su se stessi e non su ciò che è accaduto o sta accadendo ancora al proprio corpo.

Fissare uno o più obiettivi, concretamente raggiungibili, dà sicurezza al presente e incoraggia a credere nel futuro, è argomento di condivisione con le persone care (anche con i propri medici), è rigenerante dal punto di vista psicologico, ma non solo.

Pensare positivo, guardare alla vita con fiducia fa bene alla mente e influenza il corpo: che questi siano strettamente connessi, e quindi condizionabili reciprocamente sia in positivo che in negativo, è stato più volte provato a livello scientifico. Diverse ricerche hanno esaminato, infatti, come lo stress, l'ansia, la depressione e altri stati emotivi abbiano un impatto anche sulla malattia oncologica.

Uno studio pubblicato su «Nature Reviews Cancer» ha esplorato come lo stress cronico sia in grado di influenzare la progressione del cancro attraverso la produzione di ormoni dello stress come l'adrenalina e il cortisolo. Questi ormoni possono promuovere la crescita tumorale agendo sul microambiente del tumore, aumentando l'infiammazione e la vascolarizzazione, e sopprimendo la risposta immunitaria del corpo.

Un articolo uscito su «Nature», sempre in questa direzione, si è concentrato sulla neoplasia al seno, affermando che le cellule di questo tumore tendono a creare metastasi più velocemente quando si accerta una presenza rilevante di ormoni dello stress.

Una ricerca presentata su «The Lancet Oncology» ha esaminato l'impatto della depressione sulla sopravvivenza di chi è affetto da tumore. I risultati hanno mostrato che la depressione può ridurre la sopravvivenza, suggerendo che i disturbi emotivi possono avere un'influenza negativa sul decorso della malattia.

Uno studio pubblicato invece su «Psycho-Oncology» ha esaminato l'effetto delle emozioni positive, come l'ottimismo e la speranza, sulla resilienza al cancro. I ricercatori hanno scoperto che queste possono contribuire a migliorare la qualità della vita dei pazienti e persino a determinare una favorevole risposta al trattamento.

Una ricercatrice che si è dedicata allo studio della relazione tra corpo e mente è stata Candace Pert, neuroscienziata americana, conosciuta per alcune scoperte nel campo della biochimica del cervello. Quando lavorava come ricercatrice presso la Johns Hopkins University negli anni Settanta, insieme al suo gruppo di lavoro ha studiato i peptidi, piccole catene di aminoacidi che giocano un ruolo chiave nella connessione tra mente e corpo, dimostrando che i peptidi non sono solo presenti nel cervello, ma anche in molte altre parti del corpo[91]. Que-

[91] «Dai nostri dati risultava che tanto nel cervello quanto nel sistema immunitario si riscontrava la presenza degli stessi peptidi, e che il sistema nervoso, quello endocrino e quello immunitario erano integrati sul piano funzionale in quella che si presentava come una rete psicoimmunoendocrina. Si trattava di una considerazione chiave, che veniva esposta per la prima volta in forma stampata al mondo scientifico. La nostra ipotesi, per la verità ardita, era che occorreva prendere in seria considerazione quella rete per spiegare la patologia non soltanto del cancro, ma anche di altre malattie. [...] Ciò che avevamo accertato nella nostra ricerca era che il cervello, le ghiandole, il sistema immunitario, e in sostanza l'organismo intero, erano uniti in uno straordinario sistema coordinato dall'azione di molecole-messaggere discrete e specifiche. Queste scoperte ci avevano spinto a formulare degli interrogativi interessanti. Per esem-

sto suggeriva che le emozioni e gli stati mentali non sono limitati al cervello, ma sono presenti in tutto il corpo, sfidando la visione tradizionale della separazione tra mente e corpo, e che i peptidi sono in grado di influenzare le emozioni e il comportamento umano.

La connessione tra corpo e mente è ancora oggetto di studi approfonditi da parte di molti ricercatori[92]: vero è

pio, il sistema endocrino comunicava con il sistema immunitario? [...] Il cervello comunicava con il sistema immunitario? E questo aveva delle ripercussioni sulla diffusione o regressione delle cellule cancerose o sulle reazioni immunitarie contro i tumori? [...] Sapevamo che quanto stavamo cercando era addirittura dirompente e rivoluzionario: si trattava nientemeno che del ruolo svolto dalla mente (stato-mentale) nell'origine, nello sviluppo o nella regressione dei tumori e delle malattie» ricorda la Pert.

[92] Si chiama «psiconeuroendocrinoimmunologia» la disciplina che studia le relazioni bidirezionali tra psiche e sistemi biologici che ha avuto inizio negli anni Trenta. Gli studi più recenti hanno dimostrato che patologie come l'aterosclerosi e le cardiopatie sono fortemente condizionate dall'umore: la depressione, con la sovrapproduzione di cortisolo e catecolammine, contribuisce ad alterare la parete interna dei vasi, favorendo la formazione della lesione aterosclerotica. Alcune forme di infarto e altri eventi cardiaci acuti, in presenza di disturbi dell'umore, possono trovare spiegazione nelle alterazioni vascolari prodotte dalle catecolammine e dallo squilibrio nel sistema della serotonina, la cui concentrazione diminuisce nel cervello, con effetti depressivi, mentre aumenta nel sangue, con effetti di incremento dell'aggregazione piastrinica. Le ultime ricerche, soprattutto a cura dello psichiatra belga Michael Maes e del neurobiologo francese Robert Dantzer, hanno dimostrato che una disregolazione immunitaria in senso infiammatorio può essere responsabile della sintomatologia che tradizionalmente viene riferita ai «disturbi di somatizzazione» e ai tipici sintomi «psicosomatici» che accompagnano sia l'ansia, la depressione e la sindrome da fatica cronica, sia disordini di carattere più propriamente medico (come malattie autoimmuni e cancro).

che mettere in moto una serie di azioni capaci di tenere lontani i pensieri legati alla malattia, ancor di più se questa è da considerarsi ormai superata, e lasciare spazio ad altre prospettive, è un modo virtuoso per provare a superare l'esperienza, trattenendo solo ciò che di buono ha lasciato, e ricominciare a vivere, anche se in modo diverso, non necessariamente peggiore rispetto a prima.

Per mettere a fuoco i primi obiettivi di una vita caratterizzata da una nuova, più consapevole serenità, ecco alcuni spunti e suggerimenti su cui provare a riflettere.

## LA LEZIONE DI ROSSELLA O'HARA

«Tara! A casa! A casa mia! E troverò un modo per riconquistarlo. Dopotutto, domani è un altro giorno!»

Queste sono le ultime parole pronunciate dalla protagonista femminile Rossella O'Hara in *Via col vento* (*Gone with the Wind*), adattamento cinematografico del 1939 diretto dal regista Victor Fleming del romanzo omonimo scritto da Margaret Mitchell nel 1936, un'epopea ambientata nel sud degli Stati Uniti durante e dopo la guerra civile americana. Il film segue la vita di Rossella O'Hara, una donna dalla volontà di ferro, che prima si innamora, non corrisposta, di Ashley, fidanzato della cugina, e poi di Rhett Butler, affascinante avventuriero, che le sarà sempre nel cuore nonostante tante altre vicissitudini personali, familiari e sentimentali. La loro relazione è segnata da passioni, conflitti e riconciliazioni: costituisce il motivo centrale, però, di uno spaccato più ampio e profondo della società dell'epoca.

Il dialogo tra i protagonisti nelle battute finali del film è parte della storia del cinema di tutti i tempi.

Rhett esce di scena con la famosa frase: «Francamente, me ne infischio», lasciando una Rossella disperata, che dice: «Non voglio perderlo. Non voglio! Ci dev'essere il modo di ricondurlo a me. Oh, non posso pensarci ora. Se no divento pazza. Ci penserò domani. Pure, devo pensarci! Devo pensarci. Che cosa posso fare? Cos'è che conta nella vita?». E due personaggi, il padre di Rossella, Gerald, e Ashley, come voci fuori campo, a cui si unisce quella di Rhett, ricordano ripetutamente a Rossella che la cosa più importante è la terra, la sua Tara: «Oseresti dire, Miss Rossella O'Hara, che la terra non conta nulla per te? Ma la terra è la sola cosa per cui valga la pena di lavorare. La sola cosa che duri [...]. Qualcosa che amate più di me, benché forse non lo sappiate: Tara. [...] Trai la tua forza da questa terra, da Tara». Alla fine la giovane donna si convince che questo è il suo destino, che gli attimi drammatici che sta vivendo non sono la fine della sua vita ma un nuovo inizio, e così pronuncia l'ultima battuta del film: «Tara! A casa! A casa mia! E troverò un modo per riconquistarlo. Dopotutto, domani è un altro giorno!».

*Via col vento* non racconta solo una storia d'amore o un dramma storico: compie un'analisi complessa della trasformazione sociale in atto, esplorando l'impatto della guerra, la fine di un'era e l'inesorabile avanzata del progresso, e testimonia anche una profonda trasformazione personale.

Rossella è la rappresentazione oggettiva della resistenza umana di fronte alle avversità e del potere della determinazione nel riscatto individuale. Dopo tante avventure e disavventure, dopo avere affrontato la guerra e la perdita di persone care, la giovane dimostra una forza interiore straordinaria decidendo di ricominciare da ciò che le sta veramente a cuore, che è vicino, è concreto: per risollevarsi da un presente drammatico che non sembra darle alcuna speranza, la scelta migliore è credere in ciò che conosce bene, Tara, la piantagione di cotone nella quale è cresciuta.

«Dopo tutto, domani è un altro giorno»: in poche parole Rossella prova a buttarsi alle spalle il passato e pensare a un futuro prossimo che può riservarle cose buone, piacevoli, magari anche felici.

«Domani è un altro giorno e può essere meglio di ieri, credo che lo sarà, voglio che lo sia» sembra voler dire Rossella, prima di tutto a se stessa.

Il suo personaggio, per l'intero film, ha dimostrato forza e pervicacia: rincorrere ostinatamente, a tutti i costi, il suo sogno, però, l'ha portata a perdere di vista ciò che le sta intorno.

Quando una malattia interrompe il corso stabile e stabilito di una vita, tutto può crollare in un attimo, lasciando stupefatti e senza risorse: invece quelle risorse sono patrimonio di ciascuno.

Anziché rincorrere abitudini, azioni, progetti che

non sono funzionali a ciò che si sta vivendo, può essere utile fermarsi (i momenti di stasi solitamente sono rigeneranti, creativi e produttivi nell'ottica di prendere poi nuove decisioni), cercare punti di riferimento solidi e facili da raggiungere/mettere in atto, e da lì ripartire, sapendo che «domani è un altro giorno», sempre e per tutti.

Si può ripartire da un hobby abbandonato da troppo tempo, da amici/familiari trascurati per l'affastellarsi di impegni, da un viaggio programmato e mai realizzato, dal restyling di casa e da mille altre piccole, grandi azioni/situazioni grazie alle quali trovare la forza, la voglia, la sicurezza per andare avanti con rinnovata fiducia.

Se l'inizio è importante, il proseguo del percorso verso una riconquistata serenità, dopo o nel corso della malattia, richiede altri passaggi tra cui, ad esempio, ripensarsi, per capire se la vita vissuta fino a quel momento corrisponde a ciò che è importante «nel nuovo qui e ora».

## LA LEZIONE DI CHRISTOPHER VOGLER

«Esistere è cambiare, cambiare è maturare, maturare è continuare a creare se stessi senza fine.»[93]

[93] La citazione è di Henri-Louis Bergson, filosofo francese, premio Nobel per la letteratura nel 1927. La sua opera superò le tradizioni ottocentesche dello spiritualismo e del positivismo, ed ebbe una forte influenza nei campi della psicologia, della biologia, dell'arte, della letteratura e della teologia.

Christopher Vogler, oggi rinomato esperto di tecniche di narrazione, nasce come sceneggiatore nella mecca del cinema, Hollywood: dopo anni di lavoro, si appassiona allo *storytelling*[94] e scrive un libro che diventa una pietra miliare sul tema, *Il viaggio dell'eroe*[95], uscito in America nel 2007.

Vogler ha razionalizzato qui tutta la conoscenza, derivata da vari ambiti di studio, su come sono costruite le storie che funzionano: analizza gli elementi essenziali di una narrativa efficace, come il percorso di sviluppo e crescita (anche emotiva) del protagonista, l'eroe appunto, che deve effettuare «passaggi obbligati» nel corso della storia per raggiungere l'obiettivo che si è posto o che gli è stato imposto; afferma anche che vi sono sempre amici e nemici che lo accompagnano e lo contrastano nel suo «viaggio» e che le storie hanno strutture ricorrenti che le rendono riconoscibili al pubblico e le fanno amare.

Le riflessioni di Vogler affondano le radici nel passato ancora più remoto: è stato Vladimir Propp, critico russo, in un saggio di fama mondiale intitolato *Morfologia della fiaba* (1928) il primo studioso ad analizzare la struttura delle fiabe e a proporre uno schema (situazione iniziale o equilibrio iniziale, rottura dell'equilibrio

[94] Lo *storytelling* è l'atto del narrare, disciplina che usa i principi della retorica e della narratologia. Il termine si riferisce ai vari tipi di opere di narrativa, sia audiovisive che letterarie. Letteralmente è l'arte di «raccontare storie».

[95] Vogler nel suo testo si è ispirato alle idee dello studioso Joseph Campbell, che ha esplorato la struttura mitica e il cosiddetto «viaggio dell'eroe» nel libro *L'eroe dai mille volti*.

iniziale, peripezie dell'eroe, ristabilimento dell'equilibrio, conclusione), seguito a suo avviso – e non solo suo – praticamente da tutte le storie[96].

## *Anche la vita vera spesso somiglia a un film*

*Il viaggio dell'eroe* di Vogler non solo è un punto di riferimento imperdibile per i narratori di storie al cinema: il modo di vedere e di costruire le vicende schematizzato dallo sceneggiatore americano prende spunto inevitabilmente dall'esistenza umana, dai suoi corsi e ricorsi, dagli ostacoli che si incontrano durante la vita, dal desiderio di superarli, pur con tutte le fatiche e le difficoltà del caso, e di uscirne vincitori.

Nei film, ma non solo, il nemico contro cui combattere non sempre è una presenza fisica, un'altra persona, un robot, un «cattivo» di qualsiasi specie: il nemico può essere una parte di sé che ha paura e che non vuole cambiare. Ad esempio, è il lato più debole del pugile Rocky, nel primo film della saga, il nemico da combattere, ancora prima di salire sul ring, il suo scarso impegno, la poca fiducia in se stesso. Una volta riuscito a sconfiggerlo, il pugile sarà davvero pronto a sfidare un altro campione.

Accade così anche nella vita: quando ci si ammala, «il nemico» è un accumulo di cellule danneggiate che,

[96] Oltre alle situazioni ricorrenti nelle storie delle fiabe, Propp ha individuato anche sette personaggi-tipo che si ripetono costantemente sebbene le vicende narrate possano essere diverse.

anziché morire ed essere sostituite da nuove cellule sane, sopravvivono, finendo per dividersi e moltiplicarsi. In sintesi, cellule che si ribellano all'interno dell'organismo in cui risiedono. Un nemico invisibile che è necessario individuare al più presto e combattere con le migliori armi possibili.

Nelle narrazioni del grande schermo, come pure nei libri, secondo lo schema di Propp e poi di Vogler, sono sempre presenti personaggi definiti «aiutanti» e/o «mentori» a fianco dell'eroe, pronti ad aiutarlo a risalire dall'abisso e ad arrivare alla meta: durante la malattia, oltre ai medici, alleati in prima linea nella lotta al tumore, ci sono le persone care, gli amici, disposti a dare sostegno, anche solo temporaneamente, quando e quanto serve, per superare le situazioni di difficoltà e proseguire il cammino.

Le storie, anche quelle di vita, prevedono passaggi complessi ma poi rinascite luminose: è il destino dell'eroe che, nel percorso, avrà modo di cambiare, evolversi, diventare migliore di prima.

Il cambiamento dipende molto più dal protagonista della storia che dagli eventi che accadono, anche accidentalmente, nel corso della sua vita: deve desiderarlo davvero perché questo avvenga, perché la sua storia prenda un corso diverso nella direzione dei suoi obiettivi e desideri.

Cambiare storia non è facile, ma è possibile, così come lasciarsi alle spalle la malattia oncologica e uno stile di vita che non corrisponde più a ciò che conta nella vita presente.

Come ha scritto Alda Merini[97], bisogna provare a lasciare le sembianze del bruco e accettare di cambiare natura, perdendo qualcosa di sé ma acquistando molto altro: un processo che può portare a una fase più bella, leggera, gratificante della propria vita.

*E se diventi farfalla*
*nessuno pensa più*
*a ciò che è stato*
*quando strisciavi per terra*
*e non volevi le ali.*

Il bello di creare una nuova storia è anche la possibilità di uscire da abitudini e ruoli condizionanti, scegliendo di interpretare un sé diverso, più corrispondente a ciò che si prova e si vive in quel momento.

Aver combattuto la malattia è l'occasione per riflettere sulle vere passioni, sugli obiettivi più urgenti e sentiti[98], magari soffocati in una vita di doveri e azioni ripetute, sulle motivazioni autentiche che spingono al cambiamento perché possano sostenerlo, sulla vita che si vorrebbe vivere, definendo punto per punto i pas-

[97] Alda Merini è stata una delle più importanti poetesse italiane del Novecento. Nota per le sue opere intrise di profondità e introspezione, ha spesso affrontato temi legati alla psicologia umana, alle emozioni e alle sfide personali.
[98] È fondamentale stabilire traguardi che siano controllabili: se l'obiettivo si basa su qualcosa che è fuori dal proprio controllo, si rischia la frustrazione e l'abbandono del percorso. Gli obiettivi personali non dovrebbero mai dipendere, infatti, da altre persone o da fattori esterni.

saggi per raggiungere il futuro desiderato e trasformarli poi in azioni concrete.

Passo dopo passo, l'ideale può diventare reale.

Questa è anche l'esperienza dello scrittore e runner super esperto Haruki Murakami.

## LA LEZIONE DI HARUKI MURAKAMI

«Concentro la mia attenzione su ogni singolo passo, ma al tempo stesso cerco di avere una visione globale, e di guardare lontano. Perché si dica quel che si vuole, ma io sono un maratoneta» (tratto da *L'arte di correre*)[99].

Haruki Murakami, nato a Kyoto nel 1949, è uno dei più apprezzati autori contemporanei: la sua prosa incisiva ha avuto grande impatto nella letteratura mondiale. Pubblica il suo primo romanzo nel 1979, *Ascolta la canzone del vento*, grazie al quale vince il premio Gunzō come miglior esordiente: è l'inizio della sua lunga carriera, costellata di numerosi romanzi e racconti e di molti premi e riconoscimenti, tra cui il prestigioso premio Franz Kafka nel 2006[100].

[99] *L'arte di correre* è stato scritto tra il 2005 e il 2006 e pubblicato per la prima volta nel 2007 con il titolo originale *What I Talk About When I Talk About Running*. Il libro, che l'autore definisce un *memoir*, prende spunto dal rapporto di Murakami con la corsa per poi vederne, e narrarne, i parallelismi con la vita.

[100] Oltre a scrivere, Murakami ha svolto il ruolo di ricercatore universitario e, in seguito, di professore associato; è conosciuto, inoltre, per la sua abilità nel tradurre opere letterarie americane in giapponese, facendo conoscere la letteratura occidentale al pubblico asiatico.

*Un giorno lo scrittore scopre la passione per la corsa*

Tutto accade per caso, dopo i 30 anni. Rendendosi conto di condurre un'esistenza sedentaria, sceglie di prendersi cura del proprio corpo e muove i primi passi di corsa, considerandola una pratica semplice che si può svolgere ovunque.

Da allora la corsa fa parte della sua vita quotidiana: negli anni partecipa a diverse gare e maratone mettendosi alla prova e cercando sempre di superare i suoi limiti.

A un certo punto della sua carriera di scrittore e di runner, Murakami decide di raccontare la sua storia nel libro *L'arte di correre*: al centro delle memorie c'è il rapporto con la sua forza di volontà, che lo spinge a essere un maratoneta, dando dimostrazione di pazienza, scrupolosità, resistenza fisica, ma anche la valutazione, in parallelo, tra le due attività che tanto ama, la corsa e la scrittura.

«Sentirsi o meno fieri di sé una volta arrivati al traguardo, per chi corre su lunga distanza, costituisce un criterio di valutazione. La stessa cosa si può dire che accada nella professione di scrittore. In questo lavoro – per lo meno per quanto mi riguarda – non c'è vittoria o sconfitta... Ciò che conta, più di ogni altra cosa, è che l'opera compiuta corrisponda ai criteri che lo scrittore stesso ha stabilito, e in questa valutazione non gli sarà facile barare. Davanti agli altri, bene o male, si possono trovare pretesti, ma ingannare se stessi è impresa ben più ardua. In questo senso scrivere un libro è un po' come correre una maratona, la motivazione in sostanza è della stessa natura: uno stimolo interiore silenzioso e preciso, che non cerca conferma in un giudizio esterno.»

La preparazione e la dedizione necessaria per scrivere un libro, sottolinea Murakami, è la stessa richiesta per correre una maratona, e questo vale per qualsiasi obiettivo importante un individuo si ponga nella vita.

Ma Murakami ha ancora altro da insegnare, quando per esempio narra alcune esperienze molto difficili dal punto di vista fisico, ma non solo, tra cui la Ultramaratona del lago di Sagoma, lunga 100 chilometri, che ha percorso in 11 ore e 42 minuti.

Parlando della fatica in corse estreme scrive: «Il dolore non si può evitare, ma la sofferenza è opzionale. Supponiamo per esempio che correndo uno pensi: Non ce la faccio più, è troppo faticoso. La fatica è una realtà inevitabile, mentre la possibilità di farcela o meno è a esclusiva discrezione di ogni individuo». Una considerazione che si può applicare alla vita di chiunque, in qualsiasi momento.

La fatica può essere la componente ineluttabile di un determinato percorso, ma la possibilità di farcela dipende solo e soltanto dal singolo individuo; anche la competizione e il fallimento possono insegnare molto, afferma Murakami: nelle sue sconfitte personali mostra come l'unico vero avversario, nella vita come nella corsa, sia sempre stato lui stesso.

La vita non è una gara in cui si deve dimostrare agli altri la propria superiorità, ma una maratona che si corre giorno dopo giorno, in cui non importa il risultato finale, ma la perseveranza con cui si è cercato di raggiungerlo.

Come scrive Murakami, la vera forza è quella interiore, e tutto comincia sempre dai primi, piccoli passi, dove tanti invece si fermano, proprio perché sono i più difficili.

Murakami dimostra che, passo dopo passo, è possibile superare i propri limiti e raggiungere obiettivi impensabili, non necessariamente impossibili, semplicemente mai immaginati prima.

Gli ingredienti necessari al successo sono: nessuna paura delle sconfitte, grande pazienza, buona forza di volontà. Per correre una maratona la strada è lunga, ma ogni chilometro percorso, in allenamento e nella gara, va vissuto come un piccolo, grande traguardo, come in effetti è.

Bisogna saper godere di ogni nuovo momento di vita, così da allontanare, poco alla volta, la pesantezza legata alla malattia e ai suoi brutti ricordi, e assaporare una nuova, piacevole leggerezza. Proprio come insegna Calvino.

## LA LEZIONE DI ITALO CALVINO

«Prendete la vita con leggerezza, che leggerezza non è superficialità, ma planare sulle cose dall'alto, non avere macigni sul cuore» (tratto dal libro *Lezioni americane*[101]).

[101] *Lezioni americane. Sei proposte per il prossimo millennio* è l'ultimo libro di Italo Calvino: è basato su una serie di lezioni preparate in vista di un ciclo di sei discorsi da tenere all'Università di Harvard per l'anno accademico 1985-1986, ed è stato pubblicato postumo nel 1988.

Nel 1984, l'Università di Harvard invita lo scrittore Italo Calvino a discutere di letteratura tenendo le *Charles Eliot Norton Lectures*, un ciclo di conferenze molto prestigiose. Calvino è il primo intellettuale italiano incaricato di ricoprire il ruolo e si impegna a scrivere le *Six Memos for the Next Millennium*, completandone, purtroppo, solo cinque: *Leggerezza*, *Rapidità*, *Esattezza*, *Visibilità*, *Molteplicità*. Della sesta, intitolata *Coerenza*, che avrebbe dovuto terminare durante il soggiorno in America, rimangono solo gli appunti: lo scrittore fu colpito da un ictus prima di volare a Boston.

La prima delle sue lezioni americane tratta la dimensione della leggerezza, partendo dal punto di vista della scrittura. L'autore ha sempre cercato di alleggerire la struttura delle storie che narrava: personaggi, luoghi, linguaggio dovevano trasmettere al lettore un senso di «leggerezza» percepibile in ogni riga.

Leggerezza per Calvino è anche un valore, non solo una scelta tecnica, un ideale da raggiungere, che si contrappone alla «gravità del mondo», che rischia di limitare la fantasia dello scrittore, pur avendo costui il compito di conoscerne la profondità.

La leggerezza è un modo per guardare le cose, indagarle, e poi costruire la propria idea sul foglio di carta. È libertà, è movimento, ma è anche sinonimo di semplicità ed essenzialità: infatti Calvino racconta, sempre riferendosi alla leggerezza, di essere rimasto affascinato dai microcosmi, minuscoli e perfetti, dalle strutture invisibili e, più in generale, dalla varietà del mondo. Con occhi attenti impara a guardarne la composizione, a vedere forme, qualità, caratteristiche, specificità di ogni oggetto e/o soggetto. Ha lo stupore dei bambini, che si avvicinano al nuovo senza pregiudizi né preconcetti, con leggerezza, appunto.

«La leggerezza per me si associa con la precisione e la determinazione, non con la vaghezza e l'abbandono al caso» afferma ancora Calvino.

Agire la leggerezza, come la intende lo scrittore, è un esercizio di vita: equivale a cercare l'essenza delle cose, a spogliarle da inutili pesi, a badare a ciò che conta davvero tenendo lontani i pensieri negativi; la si può mettere in pratica ogni giorno, un passo alla volta, come insegna Murakami, cambiando l'ordine delle cose guidati dalla leggerezza, e cambiando persino il linguaggio.

La lezione di Calvino riguarda anche le parole, infatti.

Le parole hanno un valore immenso: possono ispirare, motivare, consolare, creare o distruggere, costruire o demolire, perché hanno un impatto significativo sul pensiero umano.

Da uno studio condotto presso il Brookhaven National Laboratory è emerso che parole con un contenuto negativo possono influenzare negativamente il cervello causando un'alterazione dei livelli ormonali e dei neurotrasmettitori.

I ricercatori hanno osservato che visualizzare la parola «no» per il tempo di un secondo stimola il rilascio di cortisolo, un ormone dello stress. Questo accade perché le parole a cui si attribuisce un significato negativo attivano l'amigdala, il centro di controllo emotivo, che è sempre alla ricerca di associazioni con il passato utili a prendere una decisione. Dal momento che le parole negative sono di solito associate a esperienze negative, si trasformano in un messaggio di allarme per il cervello[102].

Questi cambiamenti nella chimica del cervello influenzano il pensiero e la capacità di comunicare ed elaborare le informazioni e, a lungo termine, potrebbero compromettere le strutture critiche dell'organo associate con la memoria e il controllo emotivo.

Questa scoperta suggerisce che il linguaggio può influenzare il modo in cui si pensa e sente: ecco perché è così importante imparare a usare la leggerezza nelle parole facendo molta attenzione a quelle che si scelgono e utilizzano e all'effetto che possono avere sul pensiero e sul benessere mentale.

Alleggerirsi significa liberarsi da quelle che in psicologia sono definite «distorsioni cognitive», ovvero interpretazioni negative della realtà dettate da esperienze preesistenti, convinzioni su di sé, gli altri, il mondo, il futuro, spiegazioni soggettive che tante volte non hanno nulla a che vedere con quello che sta accadendo davvero[103].

[102] Il celebre psicologo Daniel Kahneman, in uno dei suoi testi più conosciuti, *Pensieri lenti e veloci*, afferma anche che le parole negative vengono captate dalle persone molto più velocemente di quelle buone, e questo deriverebbe dal fatto che le perdite, le sensazioni negative hanno un impatto più forte sulla mente umana.

[103] Strettamente connessi alle distorsioni cognitive sono i cosiddetti «pensieri automatici», definiti così perché, secondo lo studioso Aaron Beck, che è stato il primo a parlarne, si presentano

Tra le distorsioni cognitive più comuni c'è «l'astrazione selettiva delle informazioni», ovvero considerare solo i dati in accordo con le proprie convinzioni e ignorare o sottovalutare quelli che non lo sono (questa distorsione deriva dal fatto che la mente tende a soffermarsi solo sulle parti della realtà che confermano la sua visione precostituita); ma anche la «lettura del pensiero», ovvero l'attribuzione ad altri, in assenza di prove oggettive, di determinati giudizi, intenzioni o sentimenti: questo errore cognitivo è frutto del bisogno di prevedere il comportamento del prossimo, con il rischio, però, di confondere la realtà con l'immaginazione; e poi la «personalizzazione» e il «ragionamento emozionale»: nella prima delle due distorsioni si riferiscono a se stessi le ragioni degli accadimenti, anche in assenza di prove valide, nella seconda accade di interpretare un evento o una circostanza alla luce di ciò che si prova, senza mediazione razionale. Così, non sono i dati di fatto a determinare il giudizio, ma i sentimenti.

alla coscienza in modo automatico, senza che vi sia un'esperienza soggettiva di riflessione da parte dell'individuo, e sono assunti da chi li pensa come plausibili, senza un processo di distanza critica da essi: l'individuo coglie, tramite questi pensieri, l'essenza del mondo che lo circonda senza rendersi conto che sono soggettivi, quindi opinabili e discutibili. I pensieri automatici guidano così l'attribuzione di significato che il soggetto dà alla sua vita e alle relazioni che instaura con gli altri, e possono risultare anche molto fuorvianti.

«Cerca di inventare la tua leggerezza, e volerai»[104] canta Giorgio Gaber[105] nel brano *La leggerezza*, un invito ad abbandonare pensieri ridondanti, parole negative, dolori pesanti vissuti fino a quel momento e spiccare il volo: un'azione da provare anche concretamente, eliminando gli oggetti superflui o non necessari dalla propria vita e dagli spazi in cui si vive. Questo processo si chiama *decluttering*, che si può tradurre in «sgombero» o «liberazione»: non si tratta solo di gettare via ciò che non serve, ma anche di fare scelte consapevoli su quanto si desidera tenere, privilegiando ciò che è veramente significativo. Così facendo, non si libera solo lo spazio fisico, ma anche la mente: eliminare, mettere in ordine, obbliga a riflettere sul legame emotivo connesso agli oggetti, riuscendo a separarsi da oggetti legati a ricordi negativi e a un passato doloroso.

[104] Questa la prima strofa della canzone, presente nell'album *Anche Per Oggi Non Si Vola* del 1974-1975.

*Hop, hop, hop*
*Com'è misteriosa la leggerezza*
*Hop, hop, hop*
*È una strana cosa, è una carezza*
*Che non vuoi*
*Hop, hop, hop*
*Butta via il dolore, la pesantezza*
*Hop, hop, hop*
*Cerca d'inventare la tua leggerezza*
*E volerai…*

[105] Giorgio Gaber, pseudonimo di Giorgio Gaberščik (1939-2003), è stato cantautore, drammaturgo, attore, cabarettista, chitarrista e regista teatrale italiano, tra i più importanti dello spettacolo e della musica italiana del secondo dopoguerra.

Liberare gli spazi dalle cose superflue dona una sensazione di leggerezza e libertà, apre a nuove possibilità, consente di staccarsi dal passato, concentrarsi sul presente e proiettarsi nel futuro.

Ed è proprio il futuro al centro dell'esperienza di Louise Banks, un futuro di cui bisogna sempre godere appieno con gratitudine e senza paura.

## LA LEZIONE DI LOUISE BANKS

«Nonostante io conosca il viaggio e dove porterà, lo accetto, dal primo all'ultimo momento» (tratto dal film *Arrival*).

Louise Banks è la protagonista femminile di *Arrival*, del regista Denis Villeneuve, uscito nelle sale nel 2016. Ispirato al romanzo *Storie della tua vita* (*Stories of Your Life*) di Ted Chiang, racconta l'arrivo sulla terra di dodici forme aliene. La dottoressa Banks, esperta linguista, è assunta dall'esercito statunitense per provare a comunicare con queste forme di vita insieme a Ian Donnelly, un fisico teorico, che dovrà cercare di decifrare il linguaggio degli eptapodi (le strane creature) dal punto di vista matematico.

Il film non ha un percorso narrativo lineare: la storia di Louise è mostrata intrecciando presente e futuro in un modo non immediatamente chiaro per lo spettatore, e nemmeno per la stessa protagonista.

Questi salti temporali, si comprenderà durante la visione, sono causati dalle creature che, nel frattempo, stanno seminando il panico in tutto il mondo anche a causa della decifrazione di una parola scomoda, «armi», nel contenuto di un loro messaggio. La tensione è altissima, alcuni governi vorrebbero attaccarle, anche se, in verità, sono venute per regalare agli umani il dono più prezioso, la possibilità di modificare il tempo, messaggio che solo Louise riesce a interpretare nel modo giusto.

Così la donna vede il suo futuro, fatto di amore e di gioia, ma non solo: Louise sposerà Ian e insieme avranno una figlia, Hannah, che purtroppo si ammalerà e morirà. Eppure, nonostante abbia potuto conoscere gli accadimenti che la riguardano in anticipo, Louise decide di accettare questo fatto, pur estremamente doloroso, e mettere al mondo Hannah, dimostrando il suo grande coraggio nell'affrontare quello che le riserva la vita.

Avere paura del futuro, temere di ammalarsi ancora o di non riuscire mai più a guarire quando i medici invece affermano il contrario è abbastanza comune in chi ha affrontato o sta ancora affrontando una patologia importante come il tumore: limitare la propria vita a causa di ciò che è avvenuto non consente di godersi tutto ciò che di buono e bello può ancora arrivare e che probabilmente, in qualche forma, è già presente nel quotidiano.

La paura di ammalarsi porta ansia: l'ansia è la tipica emozione che si prova quando si teme che possa accadere qualcosa di pericoloso, quando si vive nell'incertezza e si è sopraffatti dall'idea di non riuscire a controllare ciò che può succedere. L'ansia genera uno stato di tensione intenso che si accompagna, talvolta, anche a reazioni fisiologiche e comportamentali (quelle che in modo naturale preparano il corpo a reagire nel caso in cui si verificasse davvero l'evento temuto): aumenta la frequenza cardiaca, i muscoli si tendono nell'attesa e si possono provare altre sgradevoli sensazioni fisiche, come nausea, sudorazione o ovattamento.

Vivere in costante ansia per la propria salute porta ad amplificare gli eventuali sintomi fisici presenti, a evitare le situazioni e/o le persone che possono essere associate a situazioni ansiogene, a limitare la propria vita sociale, condizionando pesantemente anche l'umore.

La paura eccessiva (e non motivata) legata alla malattia tumorale comporta un'inutile sofferenza emotiva: qualunque sintomo viene interpretato come un (nuovo) segno della malattia, ogni circostanza o elemento inatteso diventano una minaccia fisica. Si tratta di una condizione che mina la salute del corpo e della mente e che impedisce di provare gioia, di ritrovare uno stato di serenità e benessere.

Il futuro non si può comandare, né vedere, come accade invece a Louise Banks. E anche vedendolo, così insegna la protagonista, c'è sempre qualcosa di buono che merita di essere vissuto al cento per cento.

Perché privarsi dei piaceri del matrimonio, anche se si spezzerà poi a causa degli eventi della vita, e dell'amore di una figlia (unica, per giunta), anche se la sua nascita sarà portatrice di un grandissimo dolore, quale è l'esperienza della sua perdita in giovane età?

Louise insegna che avere paura degli eventi toglie energia e leggerezza alla vita che si sta conducendo, che invece va apprezzata per ciò che dà, e che bisogna impegnarsi al massimo per cercare il meglio per se stessi, scopo da perseguire sempre, anche nei momenti più difficili e dolorosi.

*Devo liberarmi del tempo*
*E vivere il presente giacché non esiste altro tempo*
*che questo meraviglioso istante.*

Potrebbe essere una frase pronunciata da Louise Banks, invece è ancora Alda Merini[106] che, in pochissime parole, racconta la filosofia di vita della poetessa ma anche di tutti coloro che vogliono una vita piena, apprezzando le cose belle che accadono e accettando, in modo consapevole, quelle che non si possono cambiare.

[106] Questi versi sono tratti dalla poesia *Il mio passato*, in cui Alda Merini riflette sul passato e sul significato che riveste nella sua esistenza, soffermandosi, infine, sul presente, sull'inestimabile valore dell'istante, il qui e ora.

# 14
# Una riflessione (e un invito) per concludere

## *Conscio, subconscio, inconscio*

La mente umana per alcuni versi è ancora un mistero, anche per gli studiosi più esperti. Per capirla, e spiegare meglio le sue straordinarie capacità, il mondo scientifico l'ha mappata in tre «luoghi» distinti che ha chiamato conscio, inconscio e subconscio.

La mente conscia è rappresentata dalla capacità di capire, studiare e apprendere cose nuove, ma anche dalla libertà di pensare, compiere ragionamenti e trarre conclusioni. È quindi la parte del cervello che si riesce a gestire/guidare: qui la mente pensa in maniera logica e razionale e riesce a inquadrare la differenza tra passato, presente e futuro.

La mente umana non solo è in grado di ragionare, ma è capace di provare emozioni, desideri, passione, e può lasciarsi andare all'istinto.

Spesso, in realtà, sono questi aspetti emozionali e primordiali dell'uomo a guidare davvero il suo percorso di vita. Ed è qui che subentra l'inconscio e il subconscio, le due parti misteriose e irrazionali della mente.

Il subconscio è la parte emozionale, quella che consente all'uomo di provare sentimenti, legarsi a qualcuno e sviluppare forti connessioni. Per esempio, quando una donna aspetta un bambino, sin dal concepimento si crea un'indissolubile connessione a livello subcoscienziale che non si può controllare.

La mente subconscia non dimentica nulla e immagazzina tutto, qui «si nascondono» i ricordi di tutta una vita, quelli che la mente conscia non sarebbe in grado di trattenere perché troppo numerosi e/o lontani nel tempo: le esperienze del passato remoto sono racchiuse in uno scrigno al quale si accede solo attraverso un lavoro su se stessi attento e profondo.

La mente inconscia, invece, è quella più primitiva e allo stesso tempo essenziale. È quella che definisce gli esseri umani ed è guidata dall'evoluzione naturale della specie: ha il compito di immagazzinare tutte le esperienze vissute nei secoli facendole proprie in modo innato.

Un bambino che vive i suoi primi anni di vita non lo fa in maniera conscia ma inconscia: la capacità di ragionare e prendere decisioni si svilupperà col tempo, ma intanto è la parte inconscia e più primitiva del suo essere quella che gli garantisce la sopravvivenza, perché lo porta a compiere naturalmente delle azioni che sono già insite nella sua mente.

I tre luoghi della mente sono tutti indispensabili all'essere umano ma vanno analizzati, compresi a fondo e «usati» da ciascuno nel modo più opportuno. La maggior parte delle persone, infatti, non si rende conto che sta vivendo una vita «non libera» perché guidata dall'inconscio.

L'inconscio ha un compito fondamentale, si occupa delle attività automatiche[107] e dei pensieri che non sono accessibili alla coscienza, governa la maggior parte dei comportamenti, controlla il modo in cui si parla, ci si muove e relaziona con gli altri, controlla i pensieri e le emozioni, che spesso sono il risultato di esperienze passate registrate nella mente.

È vitale, quindi, ma anche condizionante: azioni e pensieri sono quelli realmente voluti, o sono frutto di automatismi che fanno parte della vita da sempre ma non sono mai stati scelti e, forse, nel momento in cui subentra una malattia che interrompe bruscamente il proprio percorso cambiando regole e priorità, non sono nemmeno più utili e funzionali?

Diventare consapevoli che c'è una parte della mente che tende a mettere «il pilota automatico» è fondamentale per acquisire una libertà mai considerata prima.

## *Qualcuno ha già visto tutto, prima. La caverna di Platone*

Nel famoso mito narrato dal filosofo Platone[108], si rac-

[107] L'inconscio è responsabile delle attività automatiche come la respirazione, la digestione, il battito cardiaco e la regolazione della temperatura corporea.

[108] Questo testo si trova nel libro VII de *La Repubblica*: viene presentato attraverso un dialogo in cui Socrate, maestro di Platone, parla con un suo discepolo dell'importanza della conoscenza e dell'educazione nel modo in cui ciascuno percepisce la realtà. Il problema di cosa e come sia possibile conoscere è fondamentale

conta di uomini incatenati nelle profondità di una caverna dove possono vedere solo un muro. Da quando sono nati, non hanno mai potuto spostarsi né voltarsi indietro per scoprire l'origine delle catene che li legano. Nella caverna c'è anche un falò che proietta ombre di oggetti trasportati da uomini che invece sono fuori dalla caverna: i prigionieri non sentono né il bisogno né la curiosità di voltarsi e vedere cosa riflettono le ombre. Solo uno di questi, un giorno, riesce a guardare oltre. All'inizio si sente frastornato e stordito dalla luce, impaurito da ciò che ha visto e vissuto fino ad allora come reale e, ancor di più, da ciò che a mano a mano comprende non esserlo più: è persino tentato di restare nella caverna, ma poi decide di uscire. Quando torna dai compagni rimasti prigionieri raccontando quello che ha visto, costoro non gli credono e lo aggrediscono con violenza.

L'allegoria della caverna racchiude molteplici significati: tra questi, mette in guardia il genere umano dall'illusione di una conoscenza che si basa su credenze e congetture. Per analogia, farsi guidare automaticamente dalla mente inconscia è come inseguire le ombre nella caverna di Platone piuttosto che vedere la realtà

per Platone. Il filosofo considera la conoscenza come suddivisa in due generi: una conoscenza sensibile, che si acquisisce attraverso i sensi e si rivolge al mondo del divenire, e una conoscenza intelligibile, che riguarda invece le idee, cioè gli elementi immutabili e certi del mondo. Il primo tipo di conoscenza è la *doxa*, l'opinione, incerta e variabile; il secondo è l'*epistème*, la scienza, certa e stabile. Nel mito della caverna, è raccontato il modo in cui il filosofo arriva alla conoscenza delle idee.

alla luce del sole, per come essa è, e prendere decisioni consapevoli dettate dal «qui e ora».

Esiste una realtà diversa oltre a ciò che tende a proiettare la mente, una realtà che merita di essere vista e vissuta.

Per trovare un nuovo senso a una vita segnata dalla malattia, è necessario fare un passo oltre «il solito modo di vedere ed essere», osservare il mondo senza filtri, senza pregiudizi, fare spazio alla consapevolezza.

Mettere consapevolezza in pensieri, comportamenti ed emozioni consente di scegliere come agire e reagire alle situazioni che si incontrano nella vita godendone appieno, qualsiasi cosa accada.

Quando si guarda con occhi nuovi, quando si vede la realtà per quello che è, diventa impossibile tornare indietro: ed è proprio ciò che accade al protagonista del film *The Truman Show* del 1998 diretto da Peter Weir.

Frutto di un esperimento mediatico, Truman trascorre trent'anni della sua vita all'interno di un mondo fittizio dove tutto scorre in modo semplice, uguale, apparentemente felice. Truman non si accorge di essere circondato da attori, crede davvero che ciò che lo circonda sia reale, finché capisce che qualcosa di quel mondo non funziona più e, nonostante i numerosi tentativi dello studio cinematografico di trattenerlo, scappa, ponendo finalmente termine allo show.

Che fine farà questo True-Man (il nome del protagonista non è casuale, *true*, in inglese, significa vero) una volta giunto in una realtà che non solo ignora ma non conosce minimamente? Poco importa: fondamentale è uscire dallo show, oltrepassare il mare, allontanarsi dall'isola fittizia che gli hanno fatto credere essere tutto il suo mondo e cominciare a vivere come e dove desidera.

## *Nella vita si sceglie, sempre*

Come sintetizza in pochi, densissimi versi il poeta greco Costantino Kavafis[109] nella lirica *Per quanto sta in te* la felicità dipende dall'impegno che ogni singolo mette nel realizzarsi, scindendo con lucidità la vita ideale, sognata, da quella reale.

*E se non puoi la vita che desideri*
*cerca almeno questo*
*per quanto sta in te: non sciuparla*
*nel troppo commercio con la gente*
*con troppe parole in un viavai frenetico.*
*Non sciuparla portandola in giro*
*in balia del quotidiano*
*gioco balordo degli incontri*
*e degli inviti,*
*fino a farne una stucchevole estranea.*

[109] *Per quanto sta in te* è tratta dalla raccolta *Settantacinque poesie*. Kavafis, considerato il «più antico tra i poeti contemporanei», nasce il 29 aprile 1863 ad Alessandria d'Egitto, dove muore poi nel 1933. L'autore, scoperto tardivamente, ha regalato opere dal valore immortale. La poesia di Kavafis insegna una verità esistenziale, guidata da una poetica introspettiva, nostalgica, che fa propria una visione tragica del destino umano e parla dell'inquietudine connaturata all'uomo.

Kavafis invita a scrutare in se stessi, a conoscersi a fondo per capire cosa conta davvero e non sprecare tempo ed energie in cose di poco conto. Ma per farlo, talvolta, è necessario uscire dai propri schemi, da ciò che si è immaginato e cercato di raggiungere nel proprio presente-futuro, e cominciare un'altra vita, con spirito nuovo, nuovo entusiasmo, nuovo potere, anche, il potere di scegliere che talvolta sembra perdersi per strada ma che il tempo della malattia restituisce.

*Per quello che vale: non è mai troppo tardi [...] per essere chiunque tu voglia essere.*
*Non ci sono limiti di tempo, fermati quando vuoi.*
*Puoi cambiare o rimanere lo stesso, non ci sono regole per queste cose. [...]*
*Possiamo fare il meglio o il peggio.*
*Spero che tu ne faccia il meglio. E spero che tu veda cose sorprendenti.*
*Spero tu senta cose che non hai mai sentito prima.*
*Mi auguro tu possa incontrare persone con un diverso punto di vista.*
*Spero tu viva una vita di cui sei orgoglioso.*
*Se ti accorgi che non lo sei, spero che tu trovi la forza di ricominciare da zero.*

Queste le parole del protagonista del film *Il curioso caso di Benjamin Button*[110].

[110] *Il curioso caso di Benjamin Button* è un film drammatico del 2008, per la regia di David Fincher. È tratto dall'omonimo racconto fantastico-filosofico di Francis Scott Fitzgerald *1922*, in cui il

Un invito a voltare pagina quando accade un evento difficile, perché quella pagina dolorosa non si potrà mai strappare dalla propria vita.

Un invito a vivere appieno, perché farlo dipende esclusivamente dalle scelte personali, con una libertà e leggerezza che niente e nessuno può sottrarre.

E forse è questo ciò che conta davvero.

protagonista nasce vecchio e trascorre la sua vita al contrario, fino a diventare neonato ed essere accudito dalla propria figlia.

# Bibliografia e sitografia essenziali


ABELOFF M. D., ARMITAGE J. O., NIEDERHUBER J. E., KASTAN M. B., MCKENNA W. G., *Abeloff's Clinical Oncology (6th Edition)*, Elsevier, Amsterdam 2020.

ARISTOTELE, *Etica Nicomachea*, Laterza, Bari 1999.

BAUMEISTER R. F., BRATSLAVSKY E., MURAVEN M., TICE D. M., *Ego depletion: Is the active self a limited resource?*, in «Journal of Personality and Social Psychology», 74(5), 1998, pp. 1252-1265.

BECK A. T., *Cognitive Therapy and the Emotional Disorders*, International Universities Press, New York 1976.

BENTHAM J., *An Introduction to the Principles of Morals and Legislation,* Dover Philosophical Classics, New York 2007.

BERNOCK D., *Emerging With Wings: A True Story of Lies, Pain, And The LOVE that Heals,* 4F Media; Newark 2014.

BREITBART W. S., ALICI Y., *Psycho-oncology*, Harv. Rev. Psychiatry, Harvard 2009.

CALVINO I., *Lezioni Americane. Sei proposte per il prossimo millennio*, Garzanti, Milano 1988.

CALVINO I., *Gli amori difficili*, Einaudi, Torino 1970.

CAMERON P., *Un giorno tutto questo dolore ti sarà utile*, Adelphi Edizioni, Milano 2007.

CARLSON L. E., BULTZ B. D., *Mindfulness-Based Cancer Recovery: A Step-by-Step MBSR Approach to Help You Cope with Treatment and Reclaim Your Life*, New Harbinger Publications, Oakland 2014.

CHARMAZ K., *Good Days, Bad Days: The Self in Chronic Illness and Time*, Rutger University Press, New Brunswick 1993.

COSTANTINI M., GRASSI L., *Psiconcologia: Un approccio interdisciplinare alla persona malata di cancro*, Il Pensiero Scientifico Editore, Roma 2014.

DAMASIO A., *Descartes' Error: Emotion, Reason, and the Human*, Grosset/Putnam, New York 1994.

DAMASIO A., *Emozione e coscienza*, Adelphi, Milano 2000.

DEVITA V. T., LAWRENCE T. S., ROSENBERG S. A., *DeVita, Hellman, and Rosenberg's Cancer: Principles and Practice of Oncology* (11th Edition), Wolters Kluwer, Alphen aan den Rijn 2020.

DOLL R., PETO R., *The Causes of Cancer*, Oxford University Press, Oxford 1981.

FONTANA A., *Manuale di storytelling*, Rizzoli Etas, Milano 2016.

FONTANELLA L., *La comunicazione diseguale*, Il Pensiero Scientifico Editore, Roma 2011.

FREUD S., *Al di là del principio del piacere*, Bollati Boringhieri, Torino 1974.

FREUD S., *Il disagio della civiltà*, Bollati Boringhieri, Torino 1978.

FREUD S., *The Unconscious*, Penguin Classic, London 2005.

GAWANDE A., *Being Mortal: Medicine and What Matters in the End*, Metropolitan Books, New York 2014.

GRASSI L., CARUSO R., NANNI M. G., *Psychiatric and Psychosomatic Issues in Cancer Patients: A Practical Guide for Oncology and Primary Care*, Springer, Berlin 2020.

GRASSI L., RIBA M., *Clinical Psycho-Oncology: An International Perspective*, John Wiley & Sons, New York 2012.

HAYES S. C., WILSON K. G., *Acceptance and commitment therapy: Altering the verbal support for experiential avoidance*, in «The Behavior Analyst», 17(2), 1994, pp. 289-303.

HAYES S. C., WILSON K. G., GIFFORD E. V., BISSETT R., PIASECKI M., BATTEN S. V., BYRD M., GREGG J., *A Preliminary Trial of Twelve-Step Facilitation and Acceptance and Commitment Therapy With Polysubstance-Abusing Methadone-Maintained Opiate Addicts*, in «Behavior Therapy», 35, 2004, pp. 667-688.

HANAHAN D., WEINBERG R. A., *Hallmarks of Cancer: The Next Generation*, in «Cell», 144(5), 2011, pp. 646-674.

HOLLAND J. C., BREITBART W., *Psycho-oncology*, Oxford University Press, Oxford 1998.

JACOBSEN P. B., RANSOM S., *Behavioral Oncology*, Springer, Berlin 2010.

KAVAFIS K., *Settantacinque poesie*, Einaudi, Torino 1992.

KISSANE D. W., BYLUND C. L., *Handbook of Communication in Oncology and Palliative Care*, Oxford University Press, Oxford 2010.

LE BARS D., WILLER C., *Physiologie de la douleur. Physiology of pain*, EMC – Anesthésie-Réanimation, vol. I, Issue 4, October 2004, pp. 227-266.

LEGRENZI P., *La felicità*, Il Mulino, Bologna 2004.

LEGRENZI P., *La mente*, Il Mulino, Bologna 2016.

LEGRENZI P., *Le cose non sono come sembrano*, Solferino, Milano 2023.

MARESCA M., *La comunicazione tra medico e paziente: una proposta operativa*, 2005, in www.sipps.it/pdf/algh2005/doc8.pdf.

MASLOW A. H., *Motivation and Personality,* Harper & Row, London 1954.

MASSIE M. J., HOLLAND J. C., *Consultation-Liaison Psychiatry in Cancer Care*, American Psychiatric Press, Washington 2000.

MATZKA M., MAYER H., KÖCK-HÓDI S., MOSES-PASSINI C., DUBEY C., JAHN P., SCHNEEWEISS S., EICHER M., *Relationship between Resilience, Psychological Distress and Physical Activity in Cancer Patients: A Cross-Sectional Observation*, in journals.plos.org, 2016.

MOOREY S., GREER S., *Cognitive Behaviour Therapy for People with Cancer*, Oxford University Press, Oxford 2002.

MUKHERJEE S., *L'imperatore del male,* Mondadori, Milano 2016.

MURAKAMI H., *L'arte di correre*, Einaudi, Torino 2013.

NEUGUT A. I., GRANN V. R., JACOBSON J. S., *The Epidemiology of Cancer*, Oxford University Press, Oxford 2019.

PELLICANI D., *Seneca. La brevità della vita,* Bononia University Press, Bologna 2017.

PERT C. B., *Molecole di emozioni*, Tea, Milano 2016.

PLATONE, *La Repubblica*, a cura di Sirtori F., Laterza, Bari 2019.

POLI E. F., *Le emozioni che curano*, Mondadori, Milano 2019.

PRAVETTONI G., LUCCHIARI G., *La mente umana. Un'introduzione alla scienza cognitiva*, Unicopli, Milano 2008.

PRAVETTONI G., VAGO G., *Medical decision making. Decidere in ambito sanitario*, MacGraw-Hill Education, Milano 2011.

PRAVETTONI G., TRIBERTI S., *Decisioni mediche condivise. Teoria ed esperienza*, Il Pensiero Scientifico Editore, Roma 2012.

PRAVETTONI G., *La relazione medico-paziente. Elementi di psicologia della salute,* FrancoAngeli, Milano 2014.

PRAVETTONI G., MAZZOCCO K., *Psicologia,* EDRA, Milano 2017.

PRAVETTONI G., *Psicologia Cognitiva dalla Teoria alla Pratica*, Mondadori Università, Milano 2017.

PRAVETTONI G., TRIBERTI S., *Il medico 4.0: come cambia la relazione medico-paziente nell'era delle nuove tecnologie*, Adra, Milano 2019.

PROCHASKA J. O., DI CLEMENTE C. C., *Stages and processes of self-change of smoking: Toward an integrative model of change*, in «Journal of Consulting and Clinical Psychology», 51(3), 1983, pp. 390-395.

PROPP V., *Morfologia della fiaba*, Einaudi, Torino 2000.

RIBA M., SPIEGEL D., *Psychosocial Aspects of Oncology*, Elsevier, Amsterdam 2012.

RUMIATI R., *Decidere*, Il Mulino, Bologna 2009.

RUSSELL S., NORVIG P., *Artificial Intelligence: A Modern Approach*, Pearson, London 2020.

SCHILSKY R. L., JESSEN K., CARDUCCI M. A., *ASCO Educational Book*, American Society of Clinical Oncology, Alexandria 2019.

SELIGMAN M., *Authentic Happiness: Using the New Positive Psychology to Realize Your Potential for Lasting Fulfillment*, Nicholas Brealey Publishing, London 2003.

SEMERARI A., *Storia, teorie e tecniche della psicologia cognitiva*, Laterza, Bari 2000.

SMITH W. B., GRACELY R. H., SAFER M. A., *The meaning of pain: Cancer patients' rating and recall of pain intensity and affect*, in «Pain», 78(2), 1998, pp. 123-129.

SONTAG S., *Malattia come metafora. AIDS e cancro*, Mondadori, Milano 2002.

STANTON A. L., SPIEGEL D., *The Handbook of Cancer Control and Behavioral Science*, American Psychological Association, Washington 2006.

TANNOCK I. F., HILL R. P., BRISTOW R. G., HARRINGTON L., *The Basic Science of Oncology (5th Edition)*, McGraw-Hill Education, New York 2016.

TESTA A., *Farsi capire. Comunicare con efficacia e creatività nel lavoro e nella vita*, Rizzoli, Milano 2000.

TOMASI D., *What is in a word? No versus Yes differentially engage the lateral orbitofrontal cortex*, 2007, in accademia.eu.

TOPOL E., *Deep Medicine: How Artificial Intelligence Can Make Healthcare Human Again*, Basic Books, New York 2019.

TORTA R., MUSSA A., *Psiconcologia. Il modello biopsicosociale*, Centro Scientifico Editore, Torino 2007.

VERONESI U., *Dell'amore e del dolore delle donne*, Einaudi, Torino 2012.

VERONESI U., *La grande sfida. Sconfiggere il cancro con la prevenzione, la cura, la ricerca*, RCS MediaGroup, Milano 2013.

VERONESI U., PRAVETTONI G., *Senza paura. Vincere il tumore con la medicina della persona*, Mondadori, Milano 2015.

VIRGILIO, *Georgiche*, Rusconi Libri, Milano 2023.

VOGLER C., *Il viaggio dell'eroe*, Dino Audino Editore, Roma 2010.

WATZLAWICK P., BEAVIN J. H, JACKSON D. D., *Pragmatica della comunicazione umana. Studio dei modelli interattivi, delle patologie e dei paradossi*, Astrolabio-Ubaldini Editore, Roma 1978.

accademiadeipazienti.org
agendadigitale.eu
annalsofoncology.org
aiom.it
aiom.it/i-numeri-del-cancro-in-italia
airc.it
beatcancer.eu
commission.europa.eu
corriere.it/salute/sportello_cancro/
epicentro.iss.it
epicentro.iss.it/passi/
epicentro.iss.it/passi-argento/
fondazioneaiom.it
fondazionedietamediterranea.it
fondazioneveronesi.it
ieo.it
iss.it
issalute.it
healthtech360.it
humanitas.it
osservatorionazionalescreening.it
osservatorioterapieavanzate.it
psiconcologia.net
repubblica.it/salute/
salute.gov.it
sanitainformazione.it
scienceinschool.org
treccani.it

# Ringraziamenti

Ogni volta che si scrive un libro ci sono tantissime persone da ringraziare e anche in questo caso riportare tutti i nomi sarebbe troppo lungo.

Non possiamo però non citare le istituzioni in cui operiamo quotidianamente, dall'Università degli Studi di Milano all'Istituto Europeo di Oncologia, le società scientifiche a cui apparteniamo (AIOM, AIP, SIPO, solo per citare le principali italiane), che arricchiscono il nostro sapere, e i pazienti, che ci danno sempre più di quel che noi diamo loro.

Ringraziamo anche coloro che hanno lavorato dietro le quinte di questo libro, Antonella Gangeri in primis, e Rossella Biancardi e Fabiola Beretta di Cairo.

E ovviamente i nostri cari ai quali, come spesso accade quando la professione riguarda la malattia e le persone, sottraiamo molto tempo.

Finito di stampare nel mese di ottobre 2024
per conto di RCS MediaGroup S.p.A.,
da Rotolito S.p.A., Via Sondrio, 3, Pioltello (Milano)
Printed in Italy